RESIDENT'S HANDBOOK OF

レジデントのための
パーキンソン病ハンドブック

PARKINSON'S DISEASE

山本光利 高松神経内科クリニック院長 編著

中外医学社

■執筆者（執筆順）

山本 光利	高松神経内科クリニック院長
栗﨑 玲一	国立病院機構熊本南病院神経難病センター神経内科部長
西田　卓	トヨタ記念病院神経内科医長
関　守信	慶應義塾大学医学部神経内科
和田 健二	鳥取大学医学部附属病院神経内科講師
田代　淳	インスブルック医科大学神経内科
菊地 誠志	国立病院機構北海道医療センター院長
古和 久典	鳥取大学医学部脳神経内科学准教授
中島 健二	鳥取大学医学部脳神経内科学教授
渡辺 宏久	名古屋大学脳とこころの研究センター特任教授
祖父江 元	名古屋大学大学院医学系研究科神経内科学教授
中村 友彦	名古屋大学大学院医学系研究科神経内科学
出口 一志	香川大学医学部消化器・神経内科学准教授
大塚 千久美	岩手医科大学医学部内科学神経内科・老年科分野講師
伊藤 瑞規	名古屋大学大学院医学系研究科神経内科学
波田野 琢	順天堂大学医学部脳神経内科学准教授
斎木 英資	（公財）田附興風会医学研究所北野病院神経内科副部長
馬場 康彦	東海大学医学部内科学系神経内科学准教授
山本 敏之	国立精神・神経医療研究センター病院神経内科医長
木村 活生	横浜市立大学医学部神経内科学
田中 章景	横浜市立大学医学部神経内科学主任教授
中馬 孝容	滋賀県立成人病センターリハビリテーション科部長
服部 優子	本町クリニック服部神経内科副院長

序

　パーキンソン病は，神経変性疾患の中では治療薬が存在する数少ない病気です．また，高齢になるほど有病率は高くなり，50歳以上では100人に1人ともいわれます．したがってパーキンソン病の知識は神経内科専門医のみならず，内科医，研修医，GP，医療関係者にとっては common disease といえ，必須の知識といえます．

　本書はわが国の新進気鋭の若手（一部無名ともいわれますが，この本で有名になりました）に執筆をお願いして完成したものです．多くの皆さんの手元で十分活躍できるように希望するものです．

2014年10月

山本光利

contents

❶ パーキンソン病の基本知識 ……………（山本光利）1
パーキンソン病の発病過程 …………………………………… 1
パーキンソン病の生涯 ………………………………………… 2
基本事項 ………………………………………………………… 3
パーキンソン病の歴史 ………………………………………… 3
パーキンソン病概念の変遷 …………………………………… 4
パーキンソン病の病因 ………………………………………… 6
パーキンソン病の病態生理 …………………………………… 6
治療について …………………………………………………… 10

❷ 運動症状について ……………………………（栗﨑玲一）12
パーキンソン病の4大症状について ………………………… 13
4大症状に伴う運動症状について～歩行障害 ……………… 15
パーキンソン病の初発症状と症状の進行について ………… 16

❸ 運動合併症について ……………………………（西田　卓）20
症状の日内変動 ………………………………………………… 20
ジスキネジア …………………………………………………… 26

❹ 診断について ……………………………………（関　守信）29
自覚症状・神経所見 …………………………………………… 29
検査所見 ………………………………………………………… 35
鑑別診断 ………………………………………………………… 37
治療による診断の判定 ………………………………………… 40

❺ 非運動症状と治療 …………………………………………… 42

1 幻覚・妄想　　　　　　　　　　　（和田健二）42
幻覚・妄想とは？ ……………………………………………… 42
幻覚・妄想の評価スケール …………………………………… 46

i

| 幻覚・妄想の原因 | 46 |
| 幻覚・妄想の治療 | 47 |

2 うつ状態　　　　　　　　　　　（田代　淳，菊地誠志）49

パーキンソン病とうつの関係	49
パーキンソン病におけるうつの特徴	50
パーキンソン病におけるうつの病理学的背景	51
パーキンソン病におけるうつの疫学と診断	52
パーキンソン病におけるうつの治療	54

3 認知症　　　　　　　　　　　　（古和久典，中島健二）58

| 臨床的特徴 | 59 |
| 治療とケア | 63 |

4 パーキンソン病における睡眠の問題　（渡辺宏久，祖父江 元）66

| 夜間の睡眠の問題と対策 | 67 |
| 日中の眠気の問題と対策 | 69 |

5 自律神経症状　　　　　　　　　（中村友彦，祖父江 元）74

起立性低血圧/食事性低血圧	75
消化管症状	79
排尿障害	80
発汗障害	80
流涎	81
性機能障害	82

6 痛み　　　　　　　　　　　　　　　　　　（出口一志）84

痛みの種類	84
痛みの特徴	85
痛みの起こりやすい部位	88
痛みの経過	89
痛みの治療	90

❻ 病期と治療方法 …… 93

1 薬物療法（レボドパ／ドパミンアゴニスト）　（大塚千久美）93

レボドパ …… 94
ドパミンアゴニスト …… 97

2 薬物療法（その他の薬剤）　（伊藤瑞規，渡辺宏久，祖父江 元）101

MAO-B 阻害薬（セレギリン：エフピー®） …… 102
COMT 阻害薬（エンタカポン：コムタン®） …… 103
ゾニサミド：トレリーフ® …… 104
アマンタジン塩酸塩：シンメトレル® …… 105
抗コリン薬（トリヘキシフェニジル塩酸塩：アーテン®） …… 105
ドロキシドパ：ドプス® …… 106
アデノシン A2A 受容体拮抗薬（イストラデフィリン：ノウリアスト®）106

3 パーキンソン病の治療をどうするか（いつ，何で開始するか）
（波田野 琢）108

パーキンソン病の治療はいつから始めるか …… 108
パーキンソン病の治療は何で開始するか …… 109
モノアミン酸化酵素 B（MAO-B）阻害薬と進行抑制 …… 112

4 薬物効果が減弱したときの治療　（斎木英資）115

治療よりも前に …… 116
効果が減弱する理由 …… 117
薬の増量の原則 …… 117
薬の種類と選択 …… 118
レボドパの用量の考え方 …… 121
レボドパに追加して服用する薬の有効性 …… 121
徐放型製剤の活用 …… 122
実際の薬の調整の方針例 …… 122
増量の目安は …… 124

5 ウェアリングオフが発現したときの治療　　（馬場康彦）125

長期間の薬物治療における問題点 ……………………………………… 125
ウェアリングオフ現象とは？ …………………………………………… 125
ウェアリングオフ現象を正確にとらえる ……………………………… 126
ウェアリングオフ現象への対応 ………………………………………… 128

6 進行期の諸問題（摂食嚥下障害）　　（山本敏之）131

正常な嚥下 ………………………………………………………………… 131
パーキンソン病の嚥下障害のスクリーニング ………………………… 133
パーキンソン病の嚥下造影検査所見 …………………………………… 135
パーキンソン病の嚥下障害への対応 …………………………………… 137

7 外科的治療　　（木村活生，田中章景）140

パーキンソン病の外科的治療 …………………………………………… 140
パーキンソン病の外科的治療の歴史 …………………………………… 141
外科的治療の種類 ………………………………………………………… 143
DBS 治療のながれ ………………………………………………………… 148
STN-DBS の利点・問題点 ………………………………………………… 148
そのほかの治療 …………………………………………………………… 150

8 リハビリテーション　　（中馬孝容）153

パーキンソン病患者にリハは必要なのか？ …………………………… 153
パーキンソン病患者自身が困っていることは何か？ ………………… 155
パーキンソン病のリハの進め方とは？ ………………………………… 158
自主訓練の指導とは？ …………………………………………………… 163

9 音楽療法　　（服部優子）166

パーキンソン病に対する音楽療法の効果 ……………………………… 166
パーキンソン病への音楽療法の実践 …………………………………… 167
パーキンソン病の音楽療法のポイントと注意点 ……………………… 174

索引 ………………………………………………………………………… 177

1 パーキンソン病の基本知識

　高齢社会において，パーキンソン病は医療・介護上大きな問題になってきています．本章ではパーキンソン病に関するキーポイントを概説します．

パーキンソン病の発病過程

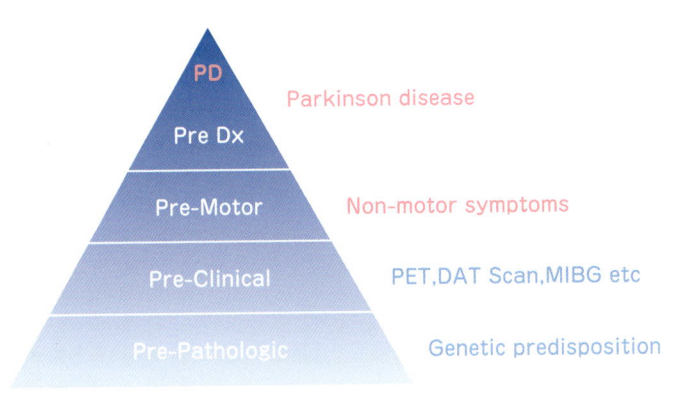

　現在考えられているパーキンソン病の発病過程を図1に示します．これらはすべて20年前には明確ではなかったことです．研究の進歩により，パーキンソン病の発病過程が概念化されてきたのは，ほんの数年前からだといってよいでしょう．遺伝子研究の影響も大きいのですが，パーキンソン病の発病の基礎には遺伝的素因はあってもそれがすべてを規定しているわけではあ

図1　パーキンソン病の発病過程

- PD — Parkinson disease
- Pre Dx
- Pre-Motor — Non-motor symptoms
- Pre-Clinical — PET, DAT Scan, MIBG etc
- Pre-Pathologic — Genetic predisposition

りません．各段階から発病に近づく段階に何％の人が登っていくかも明確ではありません．その意味ではパーキンソン病の発病診断の開発検査にはまだ時間がかかると考えられます．

パーキンソン病の生涯

　パーキンソン病を発症すると平均約 20 年の経過であると欧米では認識されていますが，病気のパターンによりもっと経過が長い患者は珍しくはありません．一般に振戦優位の患者の経過は進行が遅いことはよく知られた事実です．しかし一方，振戦型は薬剤の治療効果が十分でないことが多いことも事実です．このように病気の多様性を認識して診療することは重要です．

　図 2 はパーキンソン病患者の発病前から最後までの経過を一目で理解できるようにしたもので，一部改変を加えています（原図は 2003 年に Fahn 教授が作製したといわれますが，詳細は不明です）．こうしたパーキンソン病の生涯図が書けるようになったことは私たちのパーキンソン病の理解を助けますが，すべて臨床研究の進歩に基づくものです．つまり，患者の生涯をイメージして治療計画を立てるに際して有用なことだといえます．

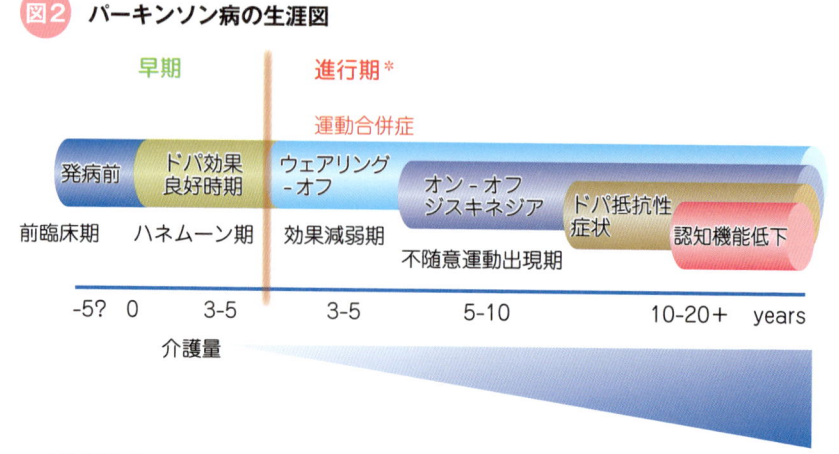

図2　パーキンソン病の生涯図

早期　　　進行期*
　　　　　運動合併症

発病前 / ドパ効果良好時期 / ウェアリング-オフ / オン-オフ ジスキネジア / ドパ抵抗性症状 / 認知機能低下

前臨床期　ハネムーン期　効果減弱期　不随意運動出現期

-5?　0　　3-5　　3-5　　5-10　　10-20+　years

介護量

*進行期パーキンソン病とはドパ治療下で運動合併症状を呈している患者を意味する
(Ito K & Volkmann J, modified from Fahn)

患者はパーキンソン病といわれると「寝たきりになるのではないか」との不安を感じ，抑うつ的になることが多いのですが，20〜30年間の経過であり，薬物治療と運動療法によりほぼ天寿を全うでき，健康寿命も長く維持できることを説明すれば，こうした不安を解消でき，以降の患者とのよき関係を築くことができるでしょう．

基本事項

①発病：ピークは60歳代後半で，40歳より前の発病は若年性パーキンソン病といわれる．
②遺伝：5％程度に遺伝性パーキンソン病が認められる．60歳代後半に発病した弧発例では遺伝に関する心配は実際的にはない．
③有病率：人口10万人あたり150人程度で，50歳以上では100人に1人．
④病気の経過：平均的には発症後20〜30年の経過をたどる．急速な悪化は生じない．
⑤病気の症状：運動症状だけでなく，非運動症状がある全身の神経系の病気だとの認識が大切．
⑥治療は薬物と運動の両方とも大切．
⑦患者家族などへの教育は重要．

　こうした点を日常診療において繰り返して説明，教育していくことが重要です．

パーキンソン病の歴史

　1817年にJames ParkinsonがAn Essay on the Shaking Palsyという小さな本を出版しましたが，パリのサルペトリエール病院のCharcot教授により認められるまでは医学的には注目されていなかった病気でした．

　西欧ではレオナルド・ダ・ビンチの記載があるとされますし，他にもいくつかのパーキンソン病を示唆する記載が残っているといいます．わが国では現在の名古屋大学の川原汎医師が記載をしています．

パーキンソン病概念の変遷
―運動障害から，精神神経疾患を経て，全身の神経系の疾患へ―

Parkinson に始まり，Charcot から 20 世紀の終わりまで，パーキンソン病は運動障害の病気だと理解されてきました．その後，精神症状が出現することが多いため neurosychiatric disorder と理解すべきだと述べられました．そのパーキンソン病に対する考えは 10 年を経ずして大きく変わり，全身の神経系の疾患だと理解されるようになりました（図3）．

図3　全身の神経系に生じるレビー小体およびレビー神経突起の代表的発現部位

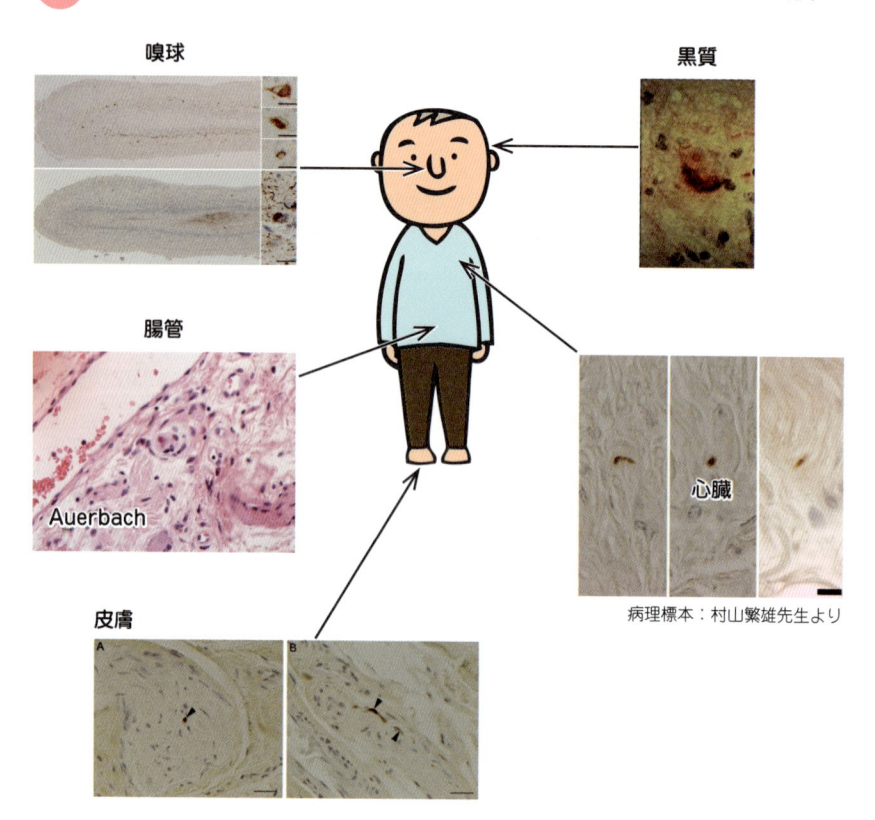

嗅球

黒質

腸管
Auerbach

心臓

皮膚

病理標本：村山繁雄先生より

4

2003年にドイツのBraak教授がパーキンソン病患者脳内でα-シヌクレインの染色を行い，α-シヌクレインの発現がどのように生じているかを検討しました．図4に示すように，これはBraakの病変上行仮説として有名であり，多くの例に当てはまるとして受け入れられていますが，全例に当てはまるわけではなく，大脳皮質から下降してくる症例，嗅球から扁桃核へ進展してくる経路なども示されており，Braak仮説でパーキンソン病病変の進展のすべてを説明できるわけではありません．しかし，この仮説によりパーキンソン病に関しての理解がより深まったといえるし，非運動症状の発現との関係もよく理解できるといえます．

この仮説はパーキンソン病の運動症状が発現する前にさまざまな非運動症状（便秘，嗅覚障害，レム睡眠期行動障害，うつなど）が出現しうることとよく一致する例が多数であることから，パーキンソン病の病変は大脳基底核から始まるのではないことを示したという点では大変重要です．わが国の若林らはパーキンソン病患者の腸管内アウエルバファ神経叢にレビー小体関連病理が発現していることをBraakらよりも以前に報告していますが，Braakのように仮説の提示までには至りませんでした．また発汗障害を認

図4 Braakの病変上行仮説 （文献5より）

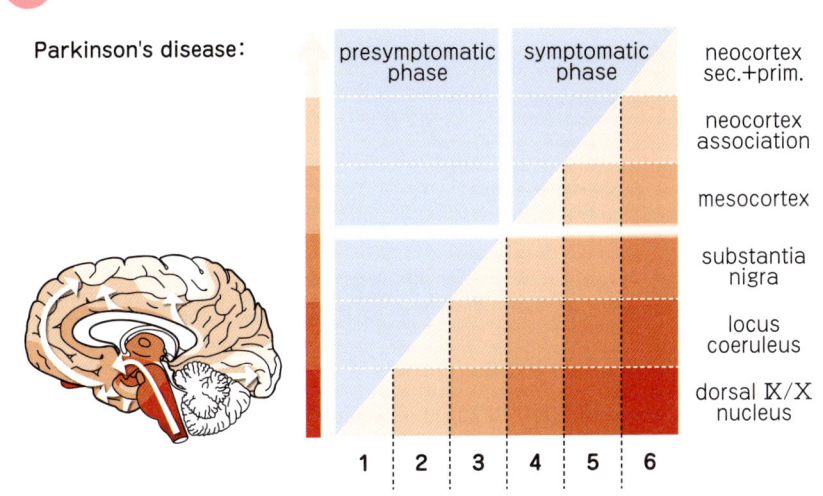

める部位で皮膚生検をするとレビー小体関連病理が発現していることが報告されました（図3）．こうしたことを根拠に，パーキンソン病は全身の神経系の疾患であるとの理解は正しいといえます．しかし，多くの非運動症状が存在していても，運動症状が出現しなければパーキンソン病との診断は不可能です．なぜならパーキンソン病は依然として運動障害があってのパーキンソン病であるからです．

パーキンソン病の病因

　病因に関しては遺伝子要因と環境要因が存在します．環境要因に関してはリスクとして明らかなものは不明です．家族性パーキンソン病における疾患関連性の遺伝子は現時点では18個が発見されていますが，遺伝子座の未確定のものもあります．パーキンソン病は家族性のものでは単一遺伝性パーキンソン病が明らかになっています．一方多数を占める弧発性パーキンソン病では疾患リスク遺伝子の解明が進んできています．アイスランドにおける大規模な疫学調査では同胞＞子供＞甥姪の順に，一般集団よりも発病のリスクが高いことが示されました．患者の配偶者では発症率は高くなく，パーキンソン病の発症には遺伝要因が大きく影響していることが示されています．弧発性に発症する疾患を遺伝学的には多因子疾患といいます．多因子疾患は複数の遺伝因子と環境因子が発病に関与し，その総和がある閾値を超えた時に発症すると考えられています．

　パーキンソン病の発病過程は図5に示すような病態に基づいて神経細胞死が生じた結果，発病に至ると理解されています．

パーキンソン病の病態生理

　パーキンソン病は運動障害を主症状とした全身の神経系の疾患です．

　パーキンソン病は運動症状が出現して初めて診断可能ですが，パーキンソン病の脳内で何が生じているかを説明します．これはパーキンソン病の病態生理を理解するに際して有用です．

図5 パーキンソン病の病因と病態生理 （文献7より）

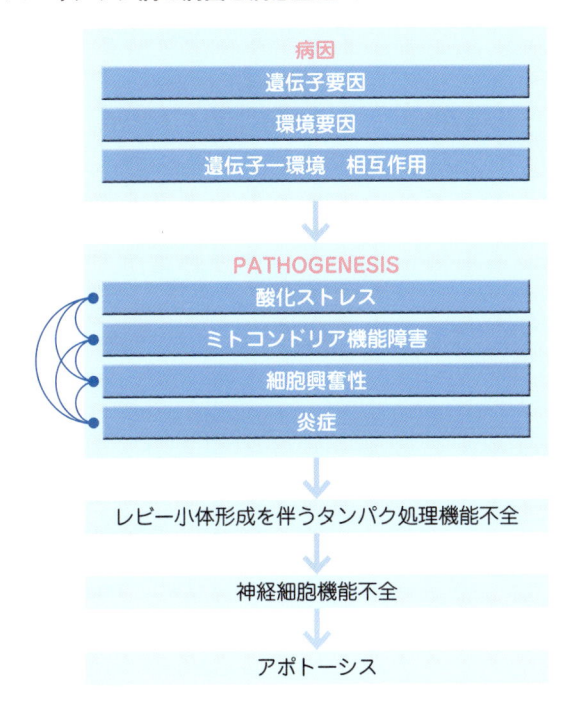

病因
- 遺伝子要因
- 環境要因
- 遺伝子－環境 相互作用

↓

PATHOGENESIS
- 酸化ストレス
- ミトコンドリア機能障害
- 細胞興奮性
- 炎症

↓

レビー小体形成を伴うタンパク処理機能不全

↓

神経細胞機能不全

↓

アポトーシス

神経伝達物質と関連神経細胞の脱落

　パーキンソン病は脳内ドパミン神経の変性脱落が生じていますが，他の神経伝達物質関連神経細胞も脱落しています（図6）．その中でドパミン神経が重要なのは，多くの低下している神経伝達物質の中でドパミンの補充療法のみが治療効果を有するためです．PETを使用した研究でも生前からセロトニンやノルアドレナリン神経の脱落が証明されています．こうしたことがパーキンソニズム氷山（図7）として示されて有名です．非ドパミン系神経伝達障害が非運動症状との関連で注目されていますが，大多数の非運動症状に対する有効な治療薬のエビデンスはまだ存在しません．

図6 パーキンソン病における神経伝達物質の異常 （文献8より）

Parkinson's disease brain

- Caudate
- Thalamus
- Substantia innominata
- STN
- GPi
- GPe
- Putamen
- Amygdala
- VTA
- SNpc
- Raphe nuclei
- Locus coeruleus
- Pedunculopontine nucleus

→ ドパミン
→ セロトニン
→ ノルアドレナリン

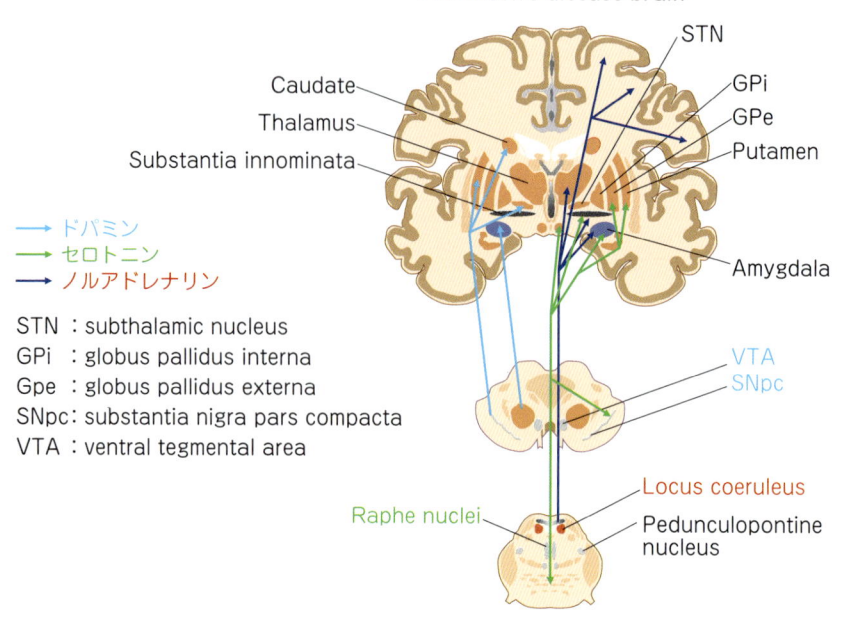

STN ：subthalamic nucleus
GPi ：globus pallidus interna
Gpe ：globus pallidus externa
SNpc：substantia nigra pars compacta
VTA ：ventral tegmental area

図7 パーキンソニズム氷山 （文献9より）

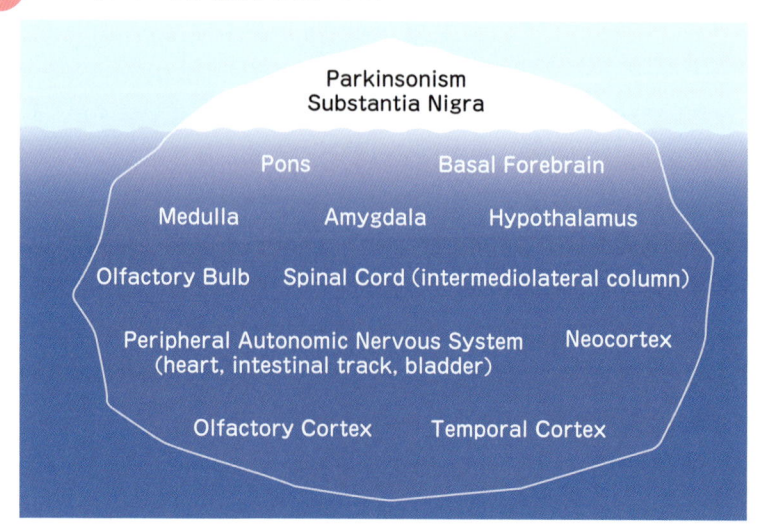

Parkinsonism
Substantia Nigra

Pons　　Basal Forebrain
Medulla　Amygdala　Hypothalamus
Olfactory Bulb　Spinal Cord (intermediolateral column)
Peripheral Autonomic Nervous System
(heart, intestinal track, bladder)
Neocortex
Olfactory Cortex　Temporal Cortex

図8 細胞レベルで生じている変化（文献10より）

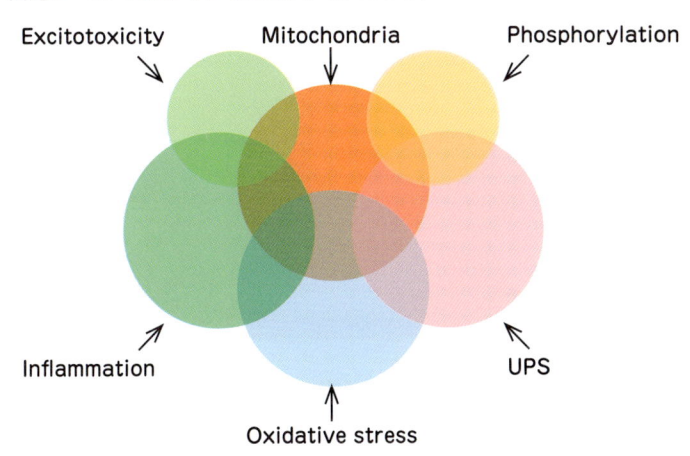

Excitotoxicity　Mitochondria　Phosphorylation

Inflammation　　　　　　　　UPS

Oxidative stress

細胞レベルで生じていること

　パーキンソン病の脳内神経細胞で生じていることを知ることは，将来の治療展望を持つ点で大切です．図8には細胞レベルで生じている変化を示しますが，それらの中では，ミトコンドリア機能低下が重要な役割を果たしていると考えられています．また，黒質でのドパミン代謝は酸化ストレスを生じ，細胞膜の傷害を起こしうるのでこれも重要な要因と理解されます．しかし，その他の要因も相互に作用し合って黒質における神経細胞死に至ると理解されています（図5，8）．

病理変化

　パーキンソン病の病理所見としてはレビー小体および同関連病理所見が病理診断上，必須であるといえます（図9）．しかし，遺伝性パーキンソン病ではPark2症例では必ずしもレビー小体所見を示さない例が存在します．Park8においても同様です．弧発症例では脳内レビー小体関連病理は基本的な病理所見だといえますが，遺伝性パーキンソン病では例外が存在します．パーキンソン病においてレビー小体の存在の意味するところに関しては，原因なのか結果なのかはまだ結論はありません．

図9 パーキンソン病の病理所見

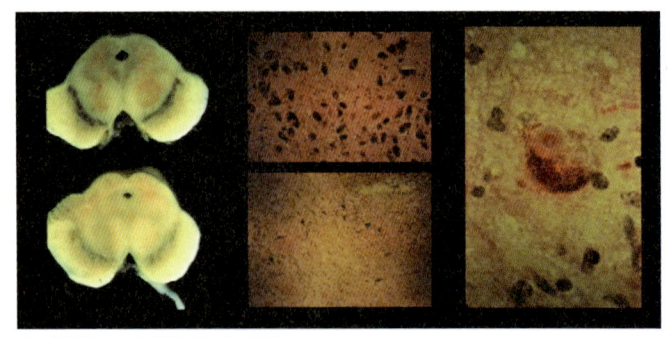

左：黒質の色素脱失像（左下）
中：メラニン含有神経細胞の脱落像（中下）
右：黒質のレビー小体形成像

治療について

　冒頭に記したように，薬物療法と運動療法は治療の両輪です．どちらが欠けてもよい治療とはいえません．薬物は現時点では運動障害を改善するドパミン系に作用する薬物はありますが，現在注目されている非運動症状を改善するための有効な薬物は事実上ないといえます．高いレベルのエビデンスはありません．今後の研究が望まれます．

　パーキンソン病治療は，この20～30年間で多くの薬剤が登場してきて，患者のADL・QOL改善に大きな貢献をしてきたといえます．さらには病気の原因解明研究も精力的に行われており，今後の進展に期待が持たれるところが大きいのです．遺伝子研究や薬物の臨床試験も臨床医の協力があって成立するものであり，臨床医も広い知識が求められる時代といえます．

●参考文献
1）Parkinson J. An Essay on the Shaking Palsy. London: Whittingham & Rowland; 1817.
2）高橋　昭．明治中期日本におけるパーキンソン病の臨床の記載．神経内科．2001; 55: 582-93.
3）Weiner WJ. There is no Parkinson disease. Arch Neurol. 2008; 65: 705-8.

4) Marras C, Lang AE. Changing concept in Parkinson disease: moving beyond the decade of the brain. Neurology. 2009; 72: 6-579.
5) Braak H, Del Tredici K, Rub U, et al. Staging of brain pathology related to sporadic Parkinson's disease. Neurobiol Aging. 2003; 24: 197-211.
6) 若林孝一, パーキンソン病の全身病理. In. 山本光利, 編著. パーキンソン病―病理学, 自律神経系研究の進歩. 東京: 中外医学社; 2004. p.2-16.
7) Schapira AHV, Olanow CW. Neuroprotection in Parkinson's disease: Myths, mysteries, and misconceptions. JAMA. 2004; 291: 358-64.
8) Lang AE, Obeso JA. Challenges in Parkinson's disease: restoration of the nigrostriatal dopamine system is not enough. Lancet Neurol. 2004; 3: 309-16.
9) Langston JW. The Parkinson's complex: Parkinsonism is just the tip of the iceberg. Ann Neurol. 2006; 59: 591–6.
10) Schapira AHV. Mitochondria in the aetiology and pathogenesis of Parkinson's disease. Lancet Neurol. 2008; 7: 97-109.

〈山本光利〉

2 運動症状について

はじめに

　パーキンソン病の4大症状として，①静止時振戦，②筋固縮，③運動緩慢，④姿勢保持障害がよく知られています（図1）．これらはすべて運動症状で，錐体外路症状（パーキンソニズム）ともいいます．ここでは，この4大症状の詳細と運動症状の進行について解説します．

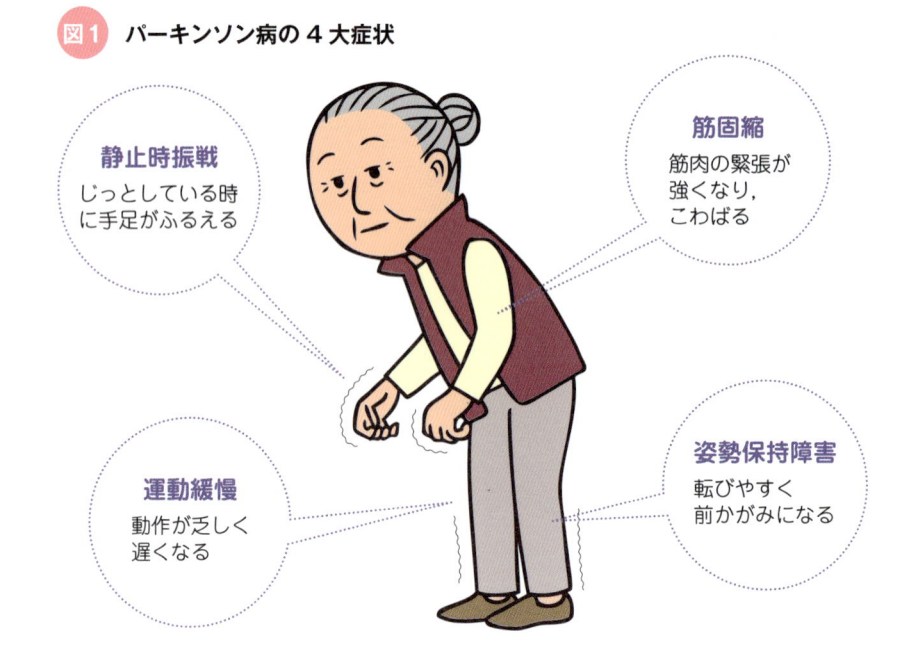

図1　パーキンソン病の4大症状

静止時振戦
じっとしている時に手足がふるえる

筋固縮
筋肉の緊張が強くなり，こわばる

運動緩慢
動作が乏しく遅くなる

姿勢保持障害
転びやすく前かがみになる

パーキンソン病の4大症状について

静止時振戦

　静止時振戦は，筋肉が収縮していないときにその筋肉に起こる振戦（一定のリズムで反復する運動，ふるえ）であり，パーキンソン病に特徴的な不随意運動（意図しないで起こる運動）です．振戦は1秒間に4～6回（4～6Hz）の頻度で規則正しくふるえます．物を取るなどの動作時にはむしろ軽減します．会話中や暗算などの思考負荷時に誘発され，歩行中に手に現れやすいです．またベッドや椅子などに腰掛け，足を床から離した状態であると観察されやすいです．頸部にみられる振戦は垂直方向です．就寝中には消失します．パーキンソン病患者においては通常左右差がみられ，発症の際も通常体の片側から起こります．静止時振戦は片側の上肢から始まり同側の下肢→反対側の上肢→下肢とN字型（または逆N字型）に進んでいくことが多いですが，逆に下肢から始まることもあります．丸薬を親指と他の指の先でクルクルと摺り合わせて丸めているようにみえることから，丸薬丸め型振戦（pill rolling tremor）ともいわれます．また踵で床を打つような動きにもみえることから，タッピング様振戦ともいわれます．口唇にも出現することがあり，これはウサギの口の動きに似ていることから，兎の口症候群（rabbit syndrome）ともよばれることがあります．両上肢を伸ばした姿勢保持開始後，10秒程度経ってから起こってくる振戦がパーキンソン病患者にみられることがあり，"re-emergent tremor" とよばれています．

筋固縮

　パーキンソン病患者の手や足・首などは，筋肉の緊張が強くなっているため，曲げるとカクンカクンと歯車のような断続的な抵抗を感じます．これを歯車様筋固縮といい，パーキンソン病に特徴的な症状です．筋固縮には他に，最初から最後まで同じような抵抗を感じる，鉛の管を曲げる際のグニャッとした感じがある鉛管様筋固縮もあります．これはむしろ脳卒中後に起こる脳血管性パーキンソニズムや，パーキンソン病とは似ているが異なる他のパー

図2 腕木信号現象と腕木信号（日本）

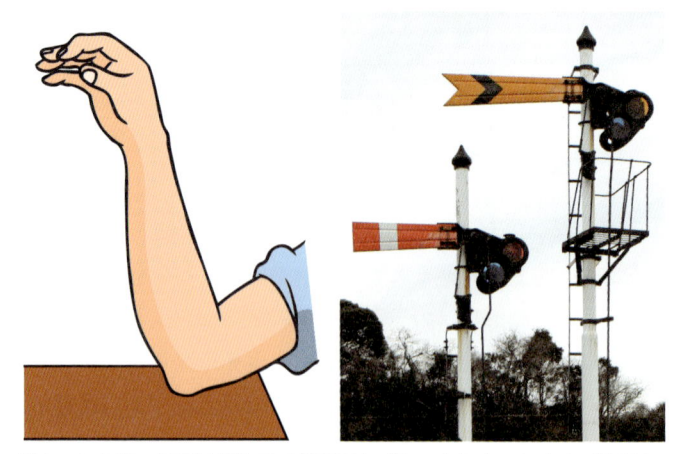

肘をついた際，筋固縮がある手首は垂れずに，上を向いたまま（伸展したまま）となる．

キンソン病関連疾患などで認められやすいですが，パーキンソン病患者においても頚部や下肢では鉛管様のこともあります．パーキンソン病の筋固縮は手関節にもっとも早く現れやすいです．手首を屈伸すると，上肢の筋固縮がみられます．肘を机やベッドについてもらうと，筋固縮のない手首は自然と垂れる（屈曲位）のに対して，筋固縮がある手首は垂れずに上を向いたまま（伸展位）になります．この現象を，ちょうど鉄道の腕木信号の信号灯が上向きになっているような姿勢であるため，腕木信号現象といいます（図2）．検査側と反対の手でグー・パーをしてもらったり，指折りの動作をして動かしてもらったりストレス負荷をかけると，検査側の手足の筋固縮が誘発される現象がみられます．これは固化徴候とよばれ，軽微な筋固縮を確かめるのに有用です．なお，筋固縮も静止時振戦と同様，通常パーキンソン病患者においては左右差が認められます．筋固縮が非常に強くなると，筋肉の痛み・こわばり・ひきつりなどが生じます．

運動緩慢

体の動きが全体的に乏しく，遅くなることをいいます．日常生活の何気な

い動作が総じてゆっくりかつ乏しくなり，動作の開始に時間がかかるようになる点が特徴です．次に述べる姿勢保持障害とともに，パーキンソン病患者の日常生活を障害するもっとも大きな要因の1つです．表情は硬くなり（仮面様顔貌），瞬きも少なく，眼は一点をみつめるようになります．また声は小さくなり，単調で低くなります．字がだんだん小さくなります（小字症）．身振り・手振りの動作が減少します．運動緩慢をみる方法として，母指と示指をできるだけ速く打ち合わせる（指タッピング動作），できるだけ速く手首を回す，踵やつま先で床をたたく，などがあります．

姿勢保持障害

体の位置の変化に対応して筋肉を収縮させてうまく体のバランスをとることができなくなり，転倒しやすくなります．そのため首は前方へ突き出し，上半身は前かがみ姿勢となり，手は体の前に垂らし，腰や膝を軽く曲げた姿勢をとるのが特徴的です（図1）．首下がりや腰曲がり（camptocormia），斜め徴候（ピサ症候群）などの姿勢異常もみられます．姿勢反射障害のため，患者は押されると容易に倒れてしまい，後ろへ引っ張られると倒れてしまいます（retropulsion）．方向転換も困難になり，歩行にも大きく影響を及ぼします．段差があるとつまずきやすくなります．歩行開始時に足が床にくっついて離れずに一歩目が出ない状態になることがあり（すくみ足），これは狭いところを通り抜ける際などに起こりやすくなります．

4 大症状に伴う運動症状について～歩行障害

運動緩慢や姿勢保持障害に伴い，歩行障害が生じます．パーキンソン病患者においては，すくみ足の他に，すり足歩行・小刻み歩行（前かがみで床をするように小刻みに歩く），加速歩行・突進現象（いったん歩き始めると上半身が前のめりになって加速していき，止まれなくなる）などがみられるようになります．歩行時に腕の振りが乏しくなります．加速歩行・突進現象により，歩行中に止まることができず転倒することが多くなります．なお，す

くみ足については，外部からの刺激（視覚やリズムなど）を補うことにより改善され，歩行のリズムが整うことがあります．これを矛盾運動（Kinésie paradoxale）といいます．

パーキンソン病の初発症状と症状の進行について

パーキンソン病の運動症状は，抗パーキンソン病薬などによる治療にもかかわらず，中長期的には時間経過とともに進行していきます．症状の進行度にあわせたパーキンソン病の重症度分類があります．

パーキンソン病の初発症状

パーキンソン病の症状は静止時振戦で始まることが多いといわれています．振戦は近くにいる人にも気づかれやすい症状で，患者の初発症状の 50 〜 70％といわれています．また，振戦，運動緩慢，歩行障害の 3 つが初発症状の 90％以上を占めます（表 1）．しかしながらその一方で，パーキンソン病の症状は緩徐に進行するために，その正確な初発症状，および発症時期を患者自身が同定することは多くの場合困難です．またパーキンソン病における運動障害は，教科書的には片側の上肢から始まることが多いとされ，症状が片側の上肢のふるえや脱力感で始まり，それが他肢に広がっていくこと

表 1 ● パーキンソン病の初発症状

初発症状	Hoehn & Yahr (n = 183)	柳澤 (n = 287)
振戦	70.5%	58.2%
歩行障害	11.5%	24.0%
動作緩慢	9.8%	20.9%
身体の硬さ	9.8%	10.1%
構音障害	3.8%	2.8%
その他		3.5%

が多いとされています．初発症状は発症時年齢によっても異なります．発症時の振戦は，発症時年齢が45歳未満の患者に比べて65歳以上の患者で2倍以上多くみられ，また筋固縮は逆に若年発症者に多いです．

パーキンソン病の重症度分類

　パーキンソン病患者の重症度分類として，Hoehn & Yahrの重症度分類（HY）がよく用いられています．この分類は，大きく1～5の5ステージに分けられており，さらに改訂版では1.5と2.5が追加されています（図3）．ステージ1では，症状は一側のみで，日常生活にはほとんど影響がみられません．ステージ2では，症状が両側に出現するようになりますが，日常生

図3 modified Hoehn & Yahr（HY）病期分類

HY 重症度分類	
0度	パーキンソニズムなし
1度	一側性パーキンソニズム
1.5度	一側性パーキンソニズム＋体幹障害
2度	両側性パーキンソニズムだが平衡障害なし
2.5度	軽度両側性パーキンソニズム＋後方障害があるが自分で立ち直れる
3度	軽～中等度パーキンソニズム＋平衡障害，肉体的には介助不要
4度	高度のパーキンソニズム，歩行は介助なしでどうにか可能
5度	介助なしでは，車椅子またはベッドに寝たきり（介助でも歩行は困難）

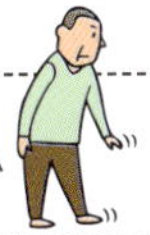

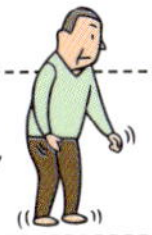

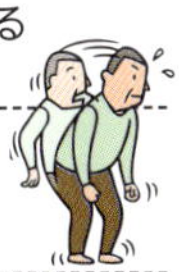

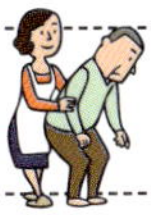

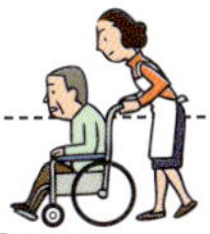

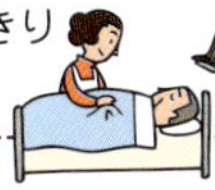

活はやや不便ですが可能です．ステージ3では，姿勢反射障害がみられるようになり，活動が制限されます．日常生活面では，自力での生活がなんとか可能です．ステージ4になると，重篤な障害がみられますが，歩行はどうにか可能です．日常生活には一部介助が必要となります．ステージ5では，立つことが不可能となり，日常生活はベッド上または車椅子となります．

パーキンソン病の症状の進行

　パーキンソン病は，若年発症者の方が高齢発症者よりも症状の進行速度が遅いです．また症状の進行については,性差があった（若干女性の方が速かった）とする報告と，性差はなかった，とする報告があります．パーキンソン病における症状の進行速度については，調査時期によりさまざまな報告があります（表2）．レボドパが治療に導入される前の試験では，自力歩行不能となる著明な運動障害に進行する（HYステージ4）までの潜伏期間は発症後7.5〜9.0年，一方，寝たきりになる（HYステージ5）までの潜伏期間は10〜14年と報告されています．パーキンソン病患者の運動症状の悪化速度は疾患の進行に伴い緩徐になると報告されています．パーキンソン病における運動障害の進行は直線的でなく，晩期に比べて初期での進行の方がより急速です．姿勢保持障害・歩行障害が目立つ，運動緩慢が目立つ，振戦優位ではない，などの特徴をもつパーキンソン病患者は，身体能力障害の進行がより速いです．全経過は20年程度と考えられています．

表2 ● パーキンソン病の進行—HYの重症度ステージに達するまでの期間(年)

試験（報告年）	HY 1	HY 2	HY 3	HY 4	HY 5
Hoehn + Yahr (1967)	3.0	6.0	7.0	9.0	14.0
Marttila + Rinne (1977)	–	2.9	5.5	7.5	9.7
Hoehn (1983)	–	9.0	12.0	12.0	18.0
Müller, et al (2000)	–	3.0	5.5	14.0	15.0
Lücking, et al (2000)	–	11	19	26	40

●参考文献

1) Jankovic J, Schwartz KS, Ondo W. Re-emergent tremor of Parkinson's disease. J Neurol Neurosurg Psychiatry. 1999; 67: 646-50.
2) Hoehn MM, Yahr MD. Parkinsonism: onset, progression and mortality. Neurology. 1967; 17: 427-42.
3) 柳澤信夫. パーキンソン病の長期治療. 日内会誌. 1988; 77: 52-6.
4) Wickremaratchi MM, Knipe MD, Sastry BS, et al. The motor phenotype of Parkinson's disease in relation to age at onset. Mov Disord. 2011; 26: 457-63.
5) Poewe W. パーキンソン病の自然経過. In: 山本光利, 編. パーキンソン病―臨床の諸問題. 1版. 東京: 中外医学社; 2006. p.46-53.
6) Schrag A, Dodel R, Spottke A, et al. Rate of clinical progression in Parkinson's disease. A prospective study. Mov Disord. 2007; 22: 938-45.
7) Post B, Merkus MP, de Haan RJ, et al. Prognostic factors for the progression of Parkinson's disease: a systematic review. Mov Disord. 2007; 22: 1839-51.
8) Fahn S. Description of Parkinson's disease as a clinical syndrome. Ann N Y Acad Sci. 2003; 991: 1-14.

〈栗﨑玲一〉

3 運動合併症について

はじめに

　ドパミン補充療法（レボドパ製剤やドパミンアゴニストを服用する治療）は，ほとんどすべてのパーキンソン病患者に有効であり，動作が遅くてぎこちない，手がふるえる，表情に乏しく声が小さいなどドパミン不足に伴うさまざまな症状が改善します．パーキンソン病患者の脳で減っているドパミンを補う理にかなった治療法であり，その効果も優れていることから，もっとも優れた治療法のひとつと考えられています．しかし，治療が長期になると，薬が効いている時間帯と効いていない時間帯ができて1日の中で症状が変動したり（日内変動），頭や手足が勝手にくねくねと動いてしまうといった具合に，薬の効果が安定しないことが最大の問題です．

　ここでは，症状の日内変動やジスキネジアといったドパミン補充療法に伴う運動合併症について説明します．

症状の日内変動

　レボドパ製剤の服用を開始すると運動症状が改善し，多くの患者や家族がレボドパの治療効果に満足します．この時期をハネムーン期とよびます．この時期には，薬の服用時刻と関係なく症状が安定して改善するため，自分がパーキンソン病であることを忘れたり，薬を飲み忘れてしまう患者がいます．しかし，数年が経過すると，薬がよく効いて調子がよい日とあまり効かなくて調子が悪い日があることや，1日の中で調子がよい時間帯と調子が悪い時

間帯ができて症状が変動することに気づくようになります．

1日の中で症状が変動する現象を症状の日内変動とよび，薬が効いていなくて動きが悪い時間帯をオフ期とよびます．オフ期は動きが悪いだけでなく，気分が暗くなったり，不安になったり，痛みを伴うといった具合に，さまざまな苦痛を伴うことが多いため，症状の日内変動に対する診断や治療はパーキンソン病における重要な課題です．

症状の日内変動は，以下に説明するように，薬の服用と症状変動のタイミングの違いによって，ウェアリングオフ現象，ノーオン現象・ディレイドオン現象，オンオフ現象の大きく3つのタイプに分けられます．

ウェアリングオフ現象

● 症状

薬を服用すると症状がよくなるが，以前のように長く効果が続かず，次第に効果が薄れて症状が悪くなるタイプの日内変動です．たとえば，レボドパ製剤を服用して30分くらいすると症状がよくなり，3時間くらいすると症状が悪くなるといった具合です（図1）．

図1 ウェアリングオフ現象

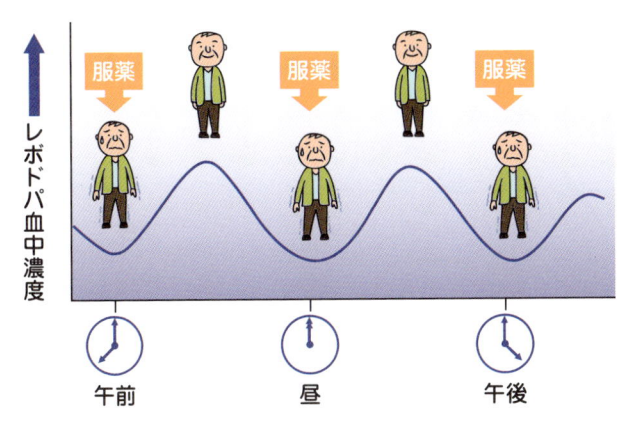

レボドパ製剤を服用すると症状が改善するが次の薬を服用するまでに症状が悪くなる

薬の用量が足りなくてもこのような症状の変動が起こりますが，十分な用量（レボドパ製剤を1日3～4回）を服用していても，次の薬を服用するまでに症状が悪くなる場合をウェアリングオフ現象とよびます．レボドパを中心とした治療を行った場合，ウェアリングオフ現象は5年で約30％，7年で約50％出現するという研究データがあります．

● **原因**

　オフ期は，脳内ドパミン濃度が低下してドパミンが作用する部位（ドパミン受容体）が十分刺激されないことで起こります．ウェアリングオフ現象が起こるのは，ドパミン作動神経が減ることと，作用が短い薬剤を間欠的に服用していることが関係しています．

　服用して吸収されたレボドパは脳内に到達すると酵素によりドパミンに変換され，ドパミン作動神経の終末にあるシナプス小胞に貯蔵・保持されます．必要に応じてドパミンがシナプス小胞から放出され，ドパミン受容体を刺激して運動の情報を伝えます．放出されたドパミンは酵素によって分解される他，神経終末にあるドパミントランスポーターにより再取り込みされ，再利用されます（図2）．

図2　ドパミン作動神経終末におけるレボドパ・ドパミンの利用・分解経路

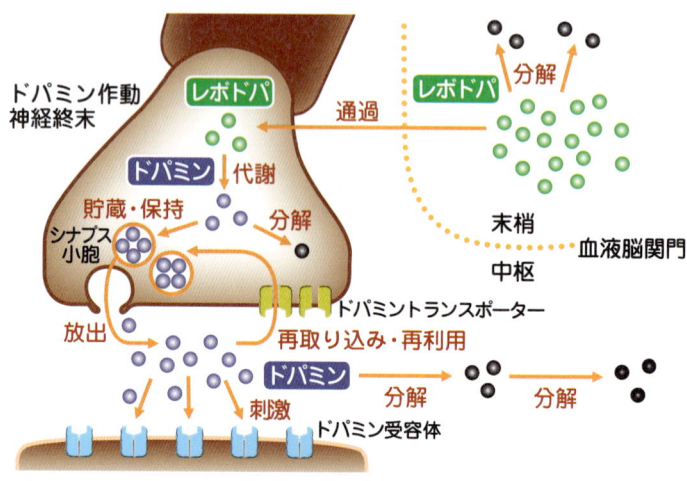

図3　病期の進行と脳内ドパミン濃度の変動

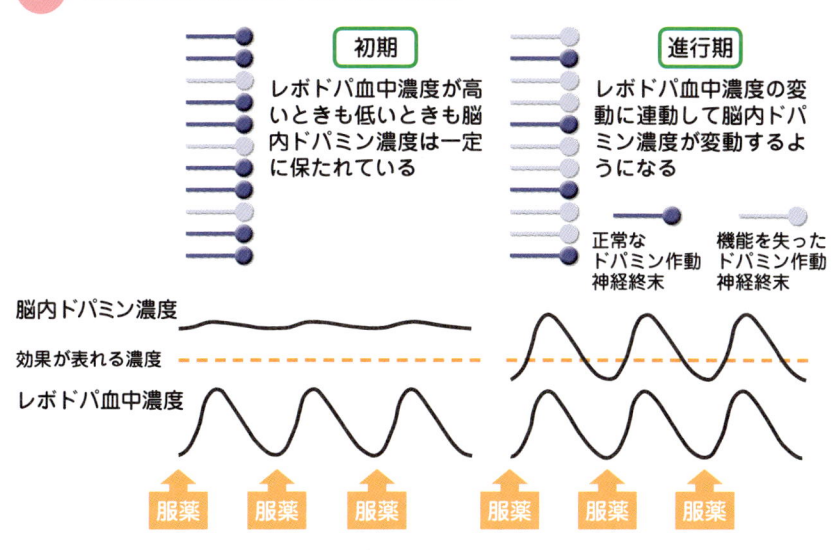

初期：レボドパ血中濃度が高いときも低いときも脳内ドパミン濃度は一定に保たれている

進行期：レボドパ血中濃度の変動に連動して脳内ドパミン濃度が変動するようになる

正常なドパミン作動神経終末

機能を失ったドパミン作動神経終末

脳内ドパミン濃度
効果が表れる濃度
レボドパ血中濃度
服薬

　治療を開始した早期は，レボドパ製剤を服用するたび，レボドパ血中濃度が変動しているにもかかわらず，脳内ドパミン濃度は安定しているため，症状は変動しません．しかし，治療が長期になると，ドパミン作動神経が減少し，神経終末におけるドパミンの貯蔵・保持・再取り込みなどの機能が衰えるため，レボドパ血中濃度に連動して脳内ドパミン濃度が変動するようになります（図3）．

　その結果，レボドパ製剤を服用してレボドパ血中濃度が高くなると，脳内ドパミン濃度が高くなって症状がよくなり，次の薬を服用する前にレボドパ血中濃度が低くなると，脳内ドパミン濃度が低くなってドパミン受容体が十分刺激されなくなり，症状が悪くなってしまいます．

● 対処法

　ウェアリングオフ現象は脳内ドパミン濃度が低下してドパミン受容体の刺激が不足することで起こるため，レボドパ血中濃度が低下しないようにレボドパ製剤の服用回数や1回に服用する用量を増やしたり，レボドパの分解を抑える薬を加えたり，ドパミンアゴニストを増量してドパミン受容体を刺激

することで対処します．別の項目（115ページ）で詳しい解説があるのでここでは省略します．

ノーオン現象・ディレイドオン現象

● 症状

　レボドパ製剤を服用すると通常10〜15分ぐらいで効果が現れ始めますが，薬を服用しても効果が現れなかったり，効果が現れるのにとても時間がかかるタイプの日内変動です．レボドパ製剤を服用しても効果が現れずに終わってしまう場合をノーオン現象，服用してから効果が現れるまでに1〜2時間など時間がかかる場合をディレイドオン現象といいます．

　このタイプの日内変動は患者や担当医師が気づいていないことが少なくありません．ノーオン現象・ディレイドオン現象がオフ期の主な原因になっている場合もあるので注意が必要です．服薬と食事，症状の変動のタイミングを記録した症状日誌をみることで確実に判定できるため，担当医師は，数日間記録した症状日誌をみて症状の日内変動をチェックするとよいでしょう（図4）．

● 原因

　どちらの現象も，レボドパの腸からの吸収が悪いことや，脳への移行が悪いことが関係しています．

　服用したレボドパの半分以上は吸収される前に胃や腸の中で分解されてしまい，吸収されたレボドパも脳に到達する前に大部分が分解されてしまうため，脳ではわずかしか利用されません．服用したレボドパ製剤は胃を通過する時間が長くなったり，胃酸が少ないと，吸収される量が減ったり，吸収が遅くなるため脳内ドパミン濃度が上昇しにくくなります．また，レボドパはアミノ酸であるため，高タンパクなもの（肉，豆腐，納豆，卵など）を食べた後に服用すると腸からの吸収や脳への移行が悪くなって脳内ドパミン濃度が上昇しにくくなる場合もあります．こうした理由で脳内ドパミン濃度が効果が現れる濃度まで上昇しないとノーオン現象が起こり，効果が現れる濃度に上昇するまでに時間がかかるとディレイドオン現象が起こると考えられて

図4 症状日誌の記録例（服薬と症状変動のタイミングの違い）

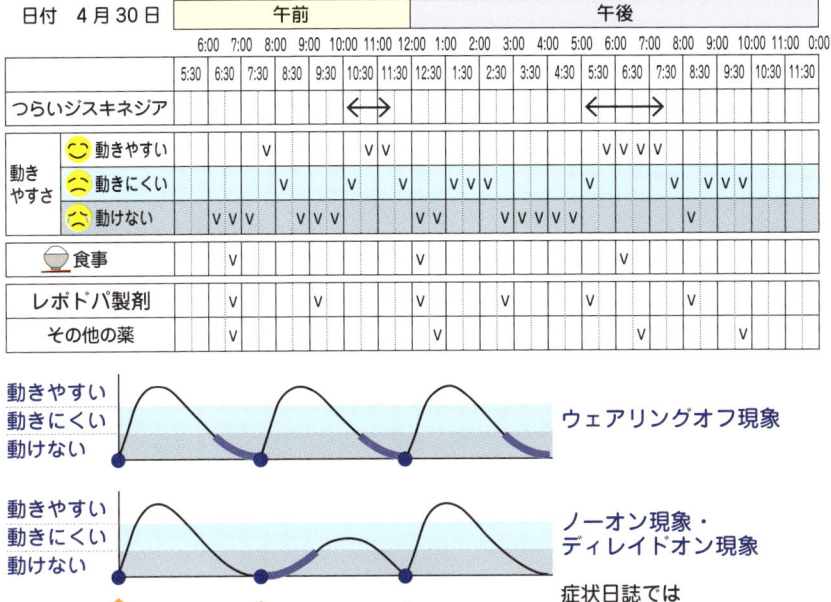

日付 4月30日	午前							午後										
	6:00	7:00	8:00	9:00	10:00	11:00	12:00	1:00	2:00	3:00	4:00	5:00	6:00	7:00	8:00	9:00	10:00	11:00
	5:30	6:30	7:30	8:30	9:30	10:30	11:30	12:30	1:30	2:30	3:30	4:30	5:30	6:30	7:30	8:30	9:30	10:30	11:30
つらいジスキネジア						←→							←→					
動きやすさ 😊動きやすい				v		v v							v v v v					
😐動きにくい					v		v	v	v v v				v			v	v v v	
☹動けない	v v v		v v v				v v			v v v v v			v					
🍚食事		v				v						v						
レボドパ製剤		v				v			v		v		v			v		
その他の薬		v					v					v			v			

ウェアリングオフ現象

ノーオン現象・ディレイドオン現象

症状日誌では2回のディレイドオン現象と1回のノーオン現象を認める

います．

● **対処法**

　ノーオン現象・ディレイドオン現象はレボドパの吸収障害が主な原因で起こるため，服用したレボドパ製剤の効果が現れない場合はレボドパ製剤を空腹時に服用させたり，溶かして服用させてみるとよい場合があります．また，胃の動きをよくする薬を服用させたり，レモン水で服用させてみるとよい場合もあります．

　このようにして服用すると，薬が早くよく効きますが，普通に服用する方法に比べて優れているわけではありません．効果の持続時間が短くなったり，幻覚や精神症状，ジスキネジアが起こったりひどくなったりする可能性があります．食後服用のまま，1回に服用する薬の用量を増やした方がよい場合

もあります．

　高タンパクな食べ物は摂らない方がよいというわけではありません．普通に食事をしていて症状に変化がない場合は特に食事に気を付ける必要はありません．

オンオフ現象
● 症状
　レボドパ製剤の服用時刻と関係なく，電灯のスイッチを入れたり切ったりしたときのように症状が突然よくなったり悪くなったりするタイプの日内変動です．たとえば病棟のトイレに行くまでは普通に歩けていたのに，用を足した後，急に立ち上がれなくなり，車椅子で病室に戻るといった具合です．ウェアリングオフ現象は薬を服用したタイミングから症状の変動が予測できますが，オンオフ現象は予測できない点で異なります．この現象は高用量のレボドパを服用している経過の長い患者に起こります．

● 原因・対処法
　オンオフ現象がなぜ起こるのか詳しくはわかっておらず，確実な対策法もありませんが，薬の調節によって改善できる場合もあります．症状が現れたときの状態，症状の持続時間，1日あたりの出現回数などを担当医師に伝えるよう指導が必要です．

ジスキネジア
● 症状
　自分の意志とは関係なく，頭や手足，体が勝手に動いてしまうタイプの運動合併症です．たとえば，テレビをみているときや食事をするときに落ち着きがなく，まるで恥ずかしがっているようにくねくねと身じろぎをするような動作です．
　ウェアリングオフ現象やオンオフ現象のある患者で多くみられ，薬を服用した後，時間とともに起こったり消えたりします．ジスキネジアは動きが

図5 レボドパ血中濃度とジスキネジアの出現

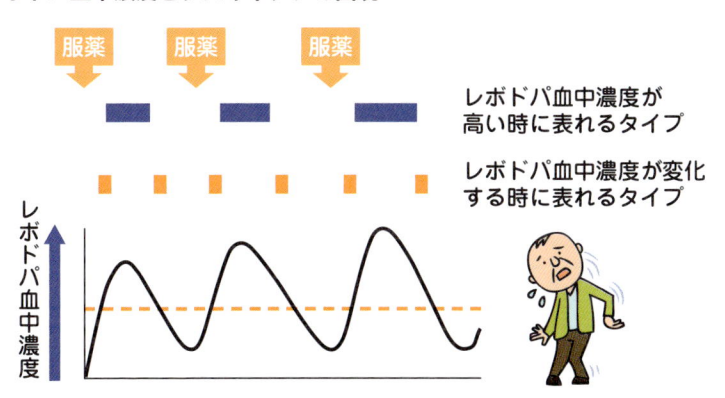

もっともよくなったときに現れることが多いですが，より進行すると，薬が効き始めた頃と切れ始めた頃の2回，ジスキネジアが現れる場合があります（図5）．

　通常，ジスキネジアが出ているときの患者の動きはよいので，患者自身はあまり気にしない症状です．しかし，強いジスキネジアのために，椅子に座っていることが困難になったり，歩くことができなくなる場合もあります．若くして発症した患者ほどジスキネジアが起こりやすいというデータがあるため，若い患者ではドパミンアゴニストで治療を開始し，レボドパ製剤の服用を開始する時期を遅らせることが勧められています．

● **原因**

　ドパミン受容体に間欠的なドパミン刺激が繰り返されていると，神経回路に変化が起こり，脳内ドパミンの濃度や濃度の変化に脳が敏感に反応するようになってジスキネジアが起こると考えられています．セロトニン作動神経がドパミン作動神経のかわりにドパミンを放出するようになることも関係しているようです．

● **対処法**

　多くの場合は一時的に現れる症状であるため，しばらく様子をみていると

自然に治まります．1回に服用しているレボドパ製剤の用量を少し減らしたり，レボドパ以外のパーキンソン病治療薬を減らすとよい場合もあります．しかし，薬を減らすことになるので，動きが悪くなったり，ノーオン現象・ディレイドオン現象が起こりやすくなってしまいうまくいかない場合もあります．アマンタジン塩酸塩（シンメトレル®）を服用させるとよい場合もあるので試してみてもよいでしょう．

　対処が難しい症状ですが，薬剤を調節すると軽減する場合もあるので，ジスキネジアが強い時間帯に応じて対応しましょう．軽いジスキネジアであれば治療の必要はありませんが，早めに薬剤を調節してコントロールしていくことがよい状態を長く保つために大切です．

おわりに

　ドパミン補充療法による治療期間が長くなるにつれ，薬の効果の不足や過剰による症状の変動が目立つようになります．作用が短い薬剤を服用して長い期間安定した効果を得たり，ジスキネジアを起こさせないことは簡単ではありません．また，幻覚や精神症状などのため，十分な用量の薬を服用できず，治療に行き詰ってしまう場合もあります．年齢や症状，求められる症状改善の程度などを考えてメリットが多い場合は，脳深部刺激療法を検討するのがよいでしょう．

● 参考文献

1) Stowe R, Ives N, Clarke CE, et al. Evaluation of the efficacy snd safety of adjuvant treatment to levodopa therapy in Parkinson's disease patients with motor complications. Cochrane Database Syst Rev. 2010; 7.
2) Cenci MA. Dopamine dysregulation of movement control in L-DOPA-induced dyskinesia. Trends Neurosci. 2007; 30: 236-43.
3) 山本光利．抗パーキンソン病薬 L-dopa 経口剤．Clin Neurosci. 2011; 29: 553-5.
4) 西田　卓．運動症状の日内変動のマネジメント．In: 山本光利，編著．GP・レジデントのためのパーキンソン病テキストブック．1版．東京: アルタ出版; 2012. p.162-70.
5) 西田　卓．パーキンソン病におけるジスキネジアへの対応は？ In: 服部信孝，編．ここを押さえる！パーキンソン病診療．Jmed mook．第 23 号．東京：日本医事新報社; 2012. p.93-7.

〈西田　卓〉

4 診断について

はじめに

　パーキンソン病は中脳の黒質-線条体系ドパミン神経細胞の変性・脱落により生じる進行性の神経変性疾患です．有病率は日本では人口10万人あたり100〜150人と推定されていますが，人口の高齢化に伴い有病率は増えています．発症年齢は50〜65歳に多いです．40歳以下で発症するものは約10%で，若年性パーキンソニズムとよばれ，この中の約40%に遺伝歴を認めるといわれています．

　パーキンソン病の診断基準はさまざまなものが提唱されていますが，わが国では1996年に厚生省（現厚生労働省）の特定疾患・神経変性疾患調査研究班が診断基準を作成しました（表1）．わが国の診断基準は自覚症状，神経所見，臨床検査所見，鑑別診断，診断の判定，参考事項よりなっています．ここではこの流れに従ってパーキンソン病の診断について解説します．

自覚症状・神経所見

　パーキンソン病は静止時振戦（tremor at rest），筋固縮（rigidity），無動（akinesia），姿勢保持障害（postural instability）という4大徴候に代表される運動障害を呈する疾患と考えられていましたが，近年，さまざまな非運動症状（精神症状，感覚障害，自律神経障害，睡眠障害，認知症など）を呈することが明らかとなり，包括的に捉えた概念としてParkinson's complexという概念も提唱されています．

表1 ● パーキンソン病診断基準（厚生省特定疾患・神経変性疾患調査研究班 1996 年）

(1) 自覚症状
　　A：安静時のふるえ（四肢または顎に目立つ）
　　B：動作がのろく拙劣
　　C：歩行がのろく拙劣

(2) 神経所見
　　A：毎秒 4～6 回の安静時振戦
　　B：無動・寡動
　　　　a: 仮面様顔貌，b: 低く単調な話し方，c: 動作の緩徐・拙劣，
　　　　d: 姿勢変換の拙劣
　　C：歯車現象を伴う筋強剛
　　D：姿勢・歩行障害
　　　　a: 前傾姿勢，b: 歩行時に手の振りが欠如，c: 突進現象，d: 小刻み歩行，
　　　　e: 立ち直り反射障害

(3) 臨床検査所見
　　A：一般検査に特異的な異常はない
　　B：脳画像（CT，MRI）に明らかな異常はない

(4) 鑑別診断
　　A：脳血管障害性のもの
　　B：薬物性のもの
　　C：その他の脳変性疾患

診断の判定（次の 1～5 のすべてを満たすものをパーキンソン病と診断する）

1. 経過は進行性である．
2. 自覚症状で，上記のいずれか 1 つ以上がみられる．
3. 神経所見で，上記のいずれか 1 つ以上がみられる．
4. 抗パーキンソン病薬による治療で，自覚症状・神経所見に明らかな改善がみられる．
5. 鑑別診断で上記のいずれでもない．

参考事項（診断上次の事項が参考になる）

1. パーキンソン病では神経症状に左右差を認めることが多い．
2. 深部反射の著しい亢進，バビンスキー徴候陽性，初期から高度の認知症，急激な発症はパーキンソン病らしくない所見である．
3. 脳画像所見で，著明な脳室拡大，著明な大脳萎縮，著明な脳幹萎縮，広範な白質病変などはパーキンソン病に否定的な所見である．

運動症状

わが国では 1996 年に作成された診断基準（表 1）が使われていますが，これは運動症状に重点を置いた診断基準です．重症度分類は，通常 Hoehn & Yahr の重症度分類（表 2）が用いられ，詳細な症状の評価には Unified Pakinson's Disease Rating Scale（UPDRS）が国際的に用いられてきました．しかし，いくつかの問題点が指摘され，2008 年に改訂版である MDS-UPDRS が発表されました（日本語版も発表されています）．なお，特定疾患治療研究事業の対象範囲は「診断基準によりパーキンソン病と診断された者のうち，Hoehn & Yahr 重症度 3 度以上で，かつ日常生活，通院に部分または全面介助を要する生活機能障害度 2 ～ 3 度の者」です（表 2）．

● 振戦（tremor）

初発症状としてもっとも多く，静止時にみられるのが特徴で，4 ～ 6Hz で上肢または下肢に左右差をもって観察されます．丸薬を丸めているような

表 2 ● Hoehn & Yahr 重症度分類（改訂版）と生活機能障害度

Hoehn & Yahr 重症度分類（改訂版）

0 度	パーキンソニズムなし
1 度	一側性パーキンソニズム
1.5 度	一側性パーキンソニズム + 体幹障害（neck rigidity など）
2 度	両側性パーキンソニズムだが平衡障害なし
2.5 度	軽度両側性パーキンソニズム + 後方突進があるが自分で立ち直れる
3 度	軽～中等度パーキンソニズム + 平衡障害 肉体的には介助不要.
4 度	高度のパーキンソニズム．歩行は介助なしでどうにか可能.
5 度	介助なしでは，車椅子またはベッドに寝たきり（介助でも歩行は困難）

生活機能障害度

1 度	日常生活，通院にはほとんど介助を要しない.
2 度	日常生活，通院に部分的介助を要する.
3 度	日常生活に全面的介助を要し，独立では歩行起立不能.

指の動き（pill rolling）が特徴です．対側の随意運動，歩行などで振戦は増大します．姿勢時（上肢を挙上したとき）にも約60％の症例でみられ，姿勢をとらせた後，数秒～十数秒の潜時をもって出現するのが特徴です（re-emergent tremor）．頭部に出現した際は前後に震える yes-yes type の振戦となり，no-no type の本態性振戦と対比されます．振戦が下顎に出現することもあります．

● 運動緩慢（bradykinesia）・無動（akinesia）

運動緩慢とは運動の幅と量が減少し，運動の速度が遅くなることで，障害が高度になると無動に至ります．歩行・起き上がり・立ち上がり・寝返りなどさまざまな日常動作が障害されます．仮面様顔貌を呈し，声は小さく単調になります．書字は小字症になります．

● 筋固縮（rigidity）

診察時にみられる，比較的ゆっくりした関節運動で持続的に感じられる抵抗です．がくがくとした抵抗になる歯車様固縮（cogwheel rigidity）がパーキンソン病の特徴とされてきましたが，一定の抵抗になる鉛管様固縮（lead-pipe rigidity）も決して少なくありません．パーキンソン病における筋固縮にはほとんどの症例で初発側優位の左右差が認められます．また，四肢のみでなく，頸部・体幹にも出現します．

● 姿勢保持障害（postural instability）

進行期のパーキンソン病では姿勢保持障害がみられ，前方や後方に軽く押されただけで，体勢を立て直せずに突進したり倒れてしまいます．病初期のパーキンソン病では通常認められない症状であることに注意が必要です．病初期から認める場合は進行性核上性麻痺などを考えます．

● 歩行障害

パーキンソン病の歩行は歩幅・腕の振りが減少し，膝を曲げ前屈みの姿勢で小刻みになります．すくみ足もみられます．歩くうちに速度が速くなり駆

け出しそうになる加速歩行や，歩行中に急には止まれず前方へ突進してしまう突進現象がみられることもあります．

● 姿勢異常

パーキンソン病患者にみられる特徴的な姿勢は，肘および膝を軽く屈曲し，首は前方に突き出してやや下がり，背中を軽く丸めた前傾前屈姿勢（stooped posture）です．ときに腰曲がり，側屈姿勢，首下がりといった高度の姿勢異常を呈する症例が存在します．

非運動症状

パーキンソン病では表3に示したような多彩な非運動症状をきたすことが明らかになっています．この中には運動症状に先行して出現するものがあり，パーキンソン病の早期診断の観点から注目されています．今後，診断の際に重視される可能性のある症状について解説します．

● 嗅覚障害

嗅覚障害はパーキンソン病患者の70〜80％以上に認められる症状ですが，そのうち，70％の患者は嗅覚障害を自覚していません．パーキンソン病の嗅覚障害は両側性で，その程度は病期の進行の影響をあまり受けないとされています．嗅覚障害は運動症状の2〜7年前に始まる可能性が示されています．

● 便秘

便秘はパーキンソン病患者の50〜80％にみられる頻度の高い自律神経症状です．パーキンソン病の便秘には末梢性および中枢性の発症機序が推定されています．便秘が慢性化すると巨大結腸が生じることもあるので注意が必要です．便秘は運動症状の10〜18年前に始まる可能性が指摘されています．

表 3 ● パーキンソン病にみられる非運動症状

精神症状

うつ*，apathy**（無感情），anxiety**（不安），anhedonia（無快感），注意欠陥，幻覚，錯覚，妄想，認知症，強迫行動（通常薬剤性），反復的な行動，錯乱，せん妄（薬剤性のこともある），パニック発作

睡眠障害

むずむず脚症候群**，周期性四肢運動
REM sleep behavior disorder（レム睡眠行動異常症）*，
REM loss of atonia，non-REM 睡眠期運動障害，日中過眠，鮮明な夢，不眠，睡眠時呼吸障害

自律神経症状

膀胱障害………尿意切迫，夜間多尿，頻尿
発汗障害
起立性低血圧…起立性低血圧と関連した転倒，coat-hanger pain
性機能障害……hypersexuality（薬剤性である可能性が高い），
　　　　　　　勃起性インポテンス
ドライアイ（口腔内乾燥）

胃腸症状（自律神経症状とオーバーラップする）

流涎，嚥下障害，窒息，逆流，嘔吐，嘔気，便秘*，不満足な排便，便失禁

感覚症状

痛み，感覚異常，嗅覚障害*

他の症状

疲労**，複視，霧視，脂漏症，体重減少

*：パーキンソン病の運動症状に先行する症状と考えられているもの
**：パーキンソン病の運動症状に先行する可能性が高い症状と考えられているもの

●うつ

　パーキンソン病患者におけるうつの頻度は24〜42％と報告ごとにさまざまですが，一般には40％程度です．パーキンソン病におけるうつは，一般人口のうつと比べて典型的な大うつ病を呈する割合が少ない，小うつ病・気分変調性障害・アパシーが多い，罪業感や無力感が少ない，自殺企図は少ないなどの特徴があげられます．うつの既往は比較的短期間（3〜6年）のものがパーキンソン病発症と関連する可能性があると考えられます．

● レム睡眠行動異常症（REM sleep behavior disorder: RBD）

　RBDとはレム睡眠期の正常な筋抑制の欠如によって睡眠中に夢内容と一致して異常な行動を呈するものです．パーキンソン病患者の46〜58％に認められる重要な症状です．日本人パーキンソン病患者においても31.1％でRBDを認め，そのうちの39.0％でRBDが運動症状に先行し，先行期間は平均17.5年であったと報告されています．中には，50年以上先行している症例もありました．

検査所見

　パーキンソン病は血液検査，脳脊髄液検査，尿検査などの一般検査では特異的な異常はありません．パーキンソン病の診断・鑑別診断に有用な検査について解説します．

● 頭部MRI

　パーキンソン病に特異的なMRI所見はありませんが，パーキンソニズムを認める他の疾患では特異的異常が知られ，鑑別診断に有用です．特異的異常とは，多発性脳梗塞，大脳基底核の変化（被殻萎縮），脳幹萎縮，著明な脳室拡大，著明な大脳萎縮などの所見をいいます．

● [^{123}I]MIBG心筋シンチグラフィー

　パーキンソン病では高率に心臓のMIBG集積が低下し，他のパーキンソ

ニズムをきたす疾患との鑑別に有用であることが知られ，現在臨床の場において汎用されています．MIBG集積が低下することは，心筋に分布している交感神経線維の神経終末の密度が低下していることを反映しています．ただし，レビー小体型認知症においても集積が低下します．また，パーキンソン病の病初期では低下がみられない例もあり，検査結果は臨床症状とあわせ，慎重に評価する必要があります．症例によっては経時的に検査を繰り返すことも大切です．

● **嗅覚検査**

　嗅覚障害は前述のようにパーキンソン病の運動症状に先行してみられることがあります．パーキンソン病の早期診断への有効性が期待され，今後は診断時に重視される可能性があります．

● **経頭蓋超音波検査**

　パーキンソン病では約90％で中脳の黒質が高輝度に描出され，これは鉄の沈着を反映している可能性が指摘されています．ただし，日本人，ことに閉経後の女性では頭蓋骨の特徴から検査が適用できないことが多いです．

● **ドパミントランスポーターシンチグラフィ（SPECT）**

　ドパミントランスポーター（DAT）は主として黒質-線条体系ドパミン神経の神経終末に存在し，シナプス間隙に放出されたドパミンの再取り込みを行っています．パーキンソン病を含むパーキンソン症候群およびレビー小体型認知症ではドパミン神経終末の減少を反映し線条体におけるDAT密度が低下していることが知られています．2013年9月に^{123}I-FP-CIT（^{123}I-イオフルパン）がDATに結合能をもつSPECT用リガンドとして日本でも承認され，2014年から臨床で用いられています．パーキンソン病では線条体の尾側から集積低下を認め，症状の左右差を反映してDATの集積低下も運動症状が優位な側の対側の被殻に始まり，左右非対称に進行することが多いです．

鑑別診断

　典型的な左右差のある静止時振戦がある，もしくは歯車様筋固縮・運動緩慢・姿勢歩行障害のうち2つ以上がある場合にパーキンソニズムと定義します．パーキンソニズムを呈する疾患は本態性パーキンソニズム（パーキンソン病）以外にも数多くあり，症候性パーキンソニズム（他の病気によって起こった二次的なパーキンソニズム）とよばれます（表4）．症候性パーキンソニズムに属する疾患について，パーキンソン病との鑑別点を中心にその特徴を解説します．

● 脳血管性パーキンソニズム（vascular parkinsonism: VP）

　大脳基底核の多発性脳梗塞や大脳白質の広範な虚血性病変によりパーキンソニズムをきたすものです．小刻みの開脚歩行，すくみ足など下半身の症状

表4 ● パーキンソン病とパーキンソニズムの分類

本態性パーキンソニズム
パーキンソン病
若年性パーキンソン病
遺伝性パーキンソニズム（常染色体優性型と劣性型）

症候性パーキンソニズム
薬剤性パーキンソニズム
脳血管性パーキンソニズム
中毒性パーキンソニズム（一酸化炭素，マンガン，二硫化炭素，水銀，その他）
中枢神経系の後天性疾患に伴うパーキンソニズム（正常圧水頭症，頭部外傷の後遺症，慢性硬膜下血腫など）
中枢神経系の変性疾患に伴うパーキンソニズム（多系統萎縮症，進行性核上性麻痺，ハンチントン病，汎発性レビー小体症，大脳皮質基底核変性症，パーキンソン認知症複合，アルツハイマー病，ピック病など）
脳炎後パーキンソニズム

が中心で lower body parkinsonism とよばれます．パーキンソン病と比べて筋固縮や運動緩慢は目立たず，四肢の振戦はまれです．直立姿勢をとり，症状の左右差ははっきりしないことも多いです．

● 薬剤性パーキンソニズム（drug-induced parkinsonism: DIP）

　薬剤投与に伴うパーキンソニズムの出現・増悪はまれな副作用ではありません．60％が原因薬剤を開始後 1 カ月以内に，90％は 3 カ月以内に発症します．抗精神病薬，制吐薬，消化管機能改善薬，抗うつ薬などが原因になります．DIP はパーキンソン病より進行が速い，左右差が少ない，静止時よりも姿勢時あるいは動作時振戦が出現しやすい，ジスキネジア・アカシジアを伴うことが多い，抗パーキンソン病薬の効果が不十分といった特徴がありますが，臨床症状のみでは薬剤性かどうか判断するのが困難な場合もあります．

● 多系統萎縮症（multiple system atrophy: MSA）

　パーキンソニズム，小脳失調症状，自律神経症状を呈する神経変性疾患です．MSA の中でもパーキンソニズムを主症状とする線条体黒質変性症

図1 MSA-P の頭部 MRI（T2*強調画像）

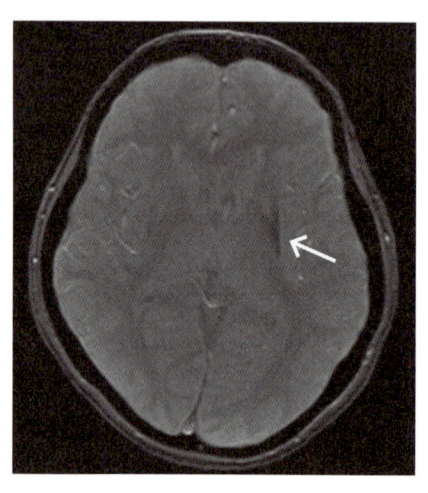

被殻が萎縮し，その背側部に T2 強調画像で低信号，そのすぐ外側に接して高信号を示す線状あるいは弧状の病変が認められる．低信号の部分は，病理組織学的には異常鉄沈着に相当し，T2*強調画像を撮影するとより明瞭な低信号となり，初期の軽微な所見を評価するために有用である．

(striatonigral degeneration: SND) は現在では MSA-P とよばれますが，パーキンソン病との鑑別が容易でない症例も多いです．筋固縮，無動，姿勢保持障害などのパーキンソニズムが中心で，静止時振戦は少ないです．進行すると，歩行時のふらつき，構音障害などの小脳失調症状や排尿障害，起立性低血圧症などの自律神経症状が目立ってくることが多いです．レボドパの効果は乏しいです．頭部 MRI では大脳基底核の変化（被殻の萎縮），脳幹・小脳の萎縮といった特徴的な所見を認めることが多いです（図 1）．

● 進行性核上性麻痺（progressive supranuclear palsy: PSP）

　中年以降に発症するパーキンソニズムと認知症を呈する神経変性疾患です．初期から歩行障害を認め，姿勢保持障害により転倒を繰り返すのが特徴です．何度注意しても転倒を繰り返して外傷を負うことが多いです．中期以降は，眼球運動の障害を認め，垂直方向，特に下方視が強く制限されます．筋固縮は四肢よりも頚部や体幹に強く，進行すると頚部が後屈します．静止時振戦は通常みられません．レボドパの効果は乏しいです．頭部 MRI では，中脳被蓋部の萎縮，第 III 脳室の拡大を認め，脳血流シンチでも前頭葉の血流低下がみられます．このような典型的な PSP の臨床像を示すタイプ（リチャードソン症候群とよびます）の他に，パーキンソン病との鑑別が困難なタイプ（PSP-parkinsonism: PSP-P）があることもわかってきており，パーキンソン病と診断した後も注意深く経過観察をすることが重要です．

● 大脳皮質基底核変性症（corticobasal syndrome: CBS）

　基底核症状としてパーキンソニズムを認め，大脳皮質症状として前頭・頭頂葉症状を認める神経変性疾患です．大脳皮質症状として失行（麻痺・失調・感覚障害などはないのに要求された行為を正しく遂行できない状態）を認めることが多いです．パーキンソニズムの中では筋固縮・無動の頻度が高いです．これらの症状に顕著な左右差がみられるのが特徴です．画像検査でも左右差がみられるのが特徴で，CT/MRI は進行とともに非対称性の大脳萎縮を認め，脳血流シンチでも左右差を認めることが多いです．しかし，近年，左右差のない例，認知症が前景にたつ例，PSP の臨床像を呈する例など非典

型例が数多く報告され，CBS の臨床像はきわめて多彩であることが明らかになっています．

● 特発性正常圧水頭症（idiopathic normal pressure hydrocephalus: iNPH）

認知症・歩行障害・尿失禁の3徴をきたす疾患で，画像検査で脳室拡大を認めるにもかかわらず，腰椎穿刺で測定した髄液圧は正常範囲内です．症状は髄液シャント手術により改善を認める可能性があり，治療可能な認知症として近年注目されています．歩行障害は歩幅の減少，足の挙上低下，歩隔の拡大が特徴です．

● レビー小体型認知症（dementia with Lewy bodies: DLB）

アルツハイマー型認知症，血管性認知症とともに三大認知症とよばれ，欧米ではアルツハイマー型認知症に次いで2番目に多い認知症です．日本では高齢者の認知症の約20％を占めます．記憶障害を中心とする認知症の他に，かなりの頻度でパーキンソニズムを呈します．病初期には幻覚がみられることが多いです．パーキンソン病患者にみられる認知症とDLBの異同については議論がありますが，パーキンソン病における認知症が進行期に多いのに対して，DLBでは認知症がパーキンソニズムの前か同時に出現します．

治療による診断の判定

抗パーキンソン病薬による治療で，自覚症状，神経所見に明らかな改善がみられることも重要です．この「診断的治療」は病初期には重要です．薬物に対する反応はできるだけドパミン受容体刺激薬またはレボドパ製剤により判定することが望ましいです．

おわりに

パーキンソン病の診断は4大徴候に代表される運動症状を中心になされていますが，パーキンソニズムを呈する疾患は数多く，非典型的な症例では

パーキンソン病の診断が困難な例も少なくありません．従来，パーキンソン病の診断は運動症状が出現した時点でなされていましたが，現在はさまざまな非運動症状に注目が集まり，その一部は運動症状に先行して出現することから発症前診断にも関心が集まっています．パーキンソン病の診断においてはいまだに十分な感度と特異度を持つバイオマーカー，検査は開発されておらず，診察所見と各種検査結果を組み合わせて診断を考えていく必要があります．

● 参考文献

1) Langston JW. The Parkinson's complex: parkinsonism is just the tip of the iceberg. Ann Neurol. 2006; 59: 591-6.
2) Goetz CG, Tilley BC, Shaftman SR, et al. Movement Disorder Society-sponsored revision of the Unified Parkinson's Disease Rating Scale (MDS-UPDRS): scale presentation and clinimetric testing results. Mov Disord. 2008; 23: 2129-70.
3) Doherty KM, van de Warrenburg BP, Peralta MC, et al. Postural deformities in Parkinson's disease. Lancet Neurol. 2011; 10: 538-49.
4) Chaudhuri KR, Healy DG, Schapira AH. Non-motor symptoms of Parkinson's disease: diagnosis and management. Lancet Neurol. 2006; 5: 235-45.
5) Iijima M, Kobayakawa T, Saito S, et al. Smell identification in Japanese Parkinson's disease patients: using the odor stick identification test for Japanese subjects. Intern Med. 2008; 47: 1887-92.
6) Abbott RD, Petrovitch H, White LR, et al. Frequency of bowel movements and the future risk of Parkinson's disease. Neurology. 2001; 57: 456-62.
7) Slaughter JR, Slaughter KA, Nichols D, et al. Prevalence, clinical manifestations, etiology, and treatment of depression in Parkinson's disease. J Neuropsychiatry Clin Neurosci. 2001; 13: 187-96.
8) Nihei Y, Takahashi K, Koto A, et al. REM sleep behavior disorder in Japanese patients with Parkinson's disease: a multicenter study using the REM sleep behavior disorder screening questionnaire. J Neurol. 2012; 259: 1606-12.
9) Orimo S, Ozawa E, Nakade S, et al. (123)I-metaiodobenzylguanidine myocardial scintigraphy in Parkinson's disease. J Neurol Neurosurg Pshychiatry. 1999; 67: 189-94.
10) Becker G, Seufert J, Bogdahn U, et al. Degeneration of substantia nigra in chronic Parkinson's disease visualized by transcranial color-coded real-time sonography. Neurology. 1995; 45: 182-4.
11) Marek KL, Seibyl JP, Zoghbi SS, et al. [^{123}I] β-CIT/SPECT imaging demonstrates bilateral loss of dopamine transporters in hemi-Parkinson's disease. Neurology. 1996; 46: 231-7.

〈関　守信〉

5 非運動症状と治療

1 幻覚・妄想

はじめに

　幻覚・妄想はパーキンソン病において頻度の高い非運動症状のひとつで，病期の後半に出現することが多く，患者のみならず介護者・家族の生活の質（quality of life: QOL）の低下をもたらす重要な症状です．ここでは，パーキンソン病における幻覚・妄想について説明します．

幻覚・妄想とは？

幻覚

　「幻覚」とは実在しない刺激を感覚として認識してしまう異常知覚で，あらゆる種類の感覚でみられ，幻視，幻聴，幻触，幻臭，体感幻覚などがあります（図1）．医療機関における調査ではパーキンソン病患者の25〜40％前後に，地域住民を対象とした調査では16〜23％に幻覚を認めると報告さ

42

れています．幻覚の中では幻視がもっとも多く，幻覚の 70〜90％を占め，ついで幻聴が 20〜40％，幻触や幻臭の頻度は幻視や幻聴より低く，体感幻覚はさらに頻度が低くなります（図 2）．

図1 パーキンソン病患者にみられる幻覚

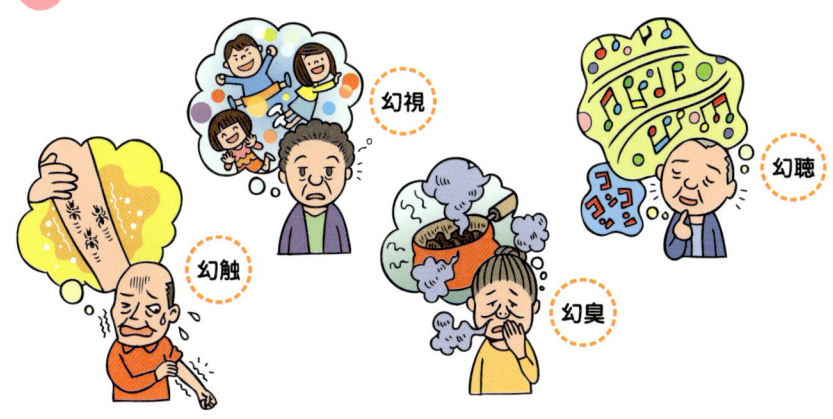

図2 種類別幻覚の頻度

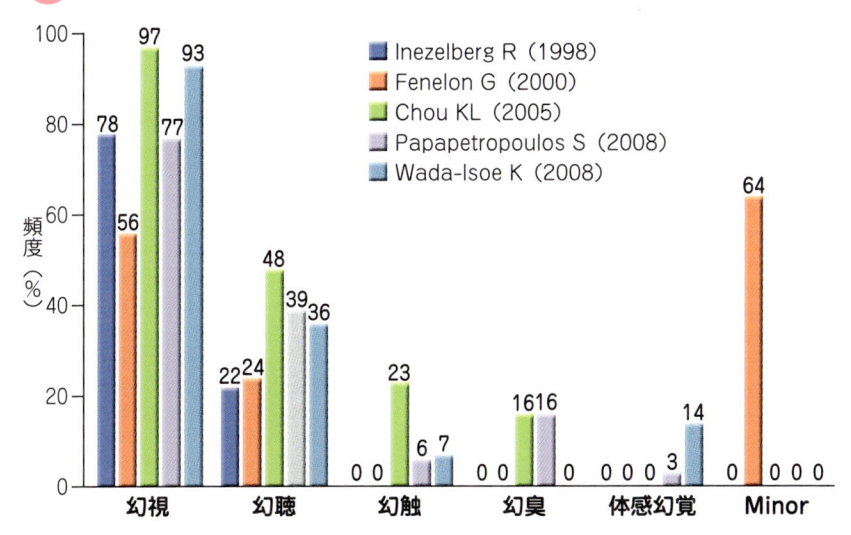

- Inezelberg R（1998）
- Fenelon G（2000）
- Chou KL（2005）
- Papapetropoulos S（2008）
- Wada-Isoe K（2008）

	幻視	幻聴	幻触	幻臭	体感幻覚	Minor
Inezelberg R (1998)	78	22	0	0	0	0
Fenelon G (2000)	56	24	0	0	0	64
Chou KL (2005)	97	48	23	16	0	0
Papapetropoulos S (2008)	77	39	6	16	3	0
Wada-Isoe K (2008)	93	36	7	0	14	0

パーキンソン病患者にみられた幻覚の頻度を種類別に示した．「Minor」とは，錯覚や感覚の種類がはっきりとしない漠然とした幻覚のこと．

5 非運動症状と治療

❶ 幻覚・妄想

幻視の内容はヒトや生き物が多く，ヒトは「死んだ家族」，「友人などの親しい人」など知り合いの場合もありますが，「見知らぬ人」の場合もあります．生き物は猫や犬など柔毛に覆われた動物や小さな昆虫や爬虫類が多いようです．動かないでじっとしている幻視や，「子供が周りで遊んでいる」など幻視の人物などが動いている場合があります．幻視は色がついていたり，白黒であったりします．大きさは縮小（miniature）のことがあります．幻視は数秒で治まるものから数分間持続するものがあります．「じっとみる」，「近寄る」，「瞬きをする」，「触ろうとする」と消失することがあります．幻視は夜間に多いといわれますが，実際にはいつでも起こります．はじめのうちは幻視に対して好意的ですが，やがて現実感が薄れて脅威を感じるようになります．幻覚が実在すると主張し幻視の虫に対して殺虫剤を撒くなど，患者の行動に変化をもたらすことがあります（図3）．

　幻聴は幻視に伴って現れることが多いようですが，幻聴内容は同時に起こっている幻視内容とは無関係で，幻視のヒトなどは黙っていることが多いようです．幻聴はパーティー会場の背景音やノック音，あるいは映画のサウンドトラックのような音楽が報告されています．

　幻触は誰かに触られた，小動物と接触したなど不快感として自覚されます．

　幻嗅は不快な臭いで持続時間は長いようです．

図3　幻視がもたらす変化

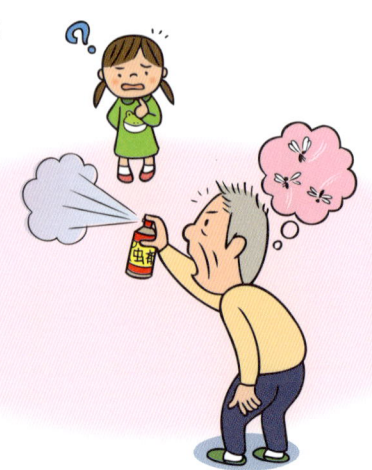

体感幻覚は内臓器に関連した異常感覚が多く「腸管がねじれたような感覚」とか「おなかを撃たれた感覚」などと報告されています．

錯覚

　錯覚とは，実在の感覚刺激を誤って認識してしまうものをいい，繰り返し模様が顔にみえたり，風にゆれたカーテンをヒトが動いたと感じたり，机の上のくずを小さな虫と間違えたり，ホースを蛇と見間違えたりします（図4）．錯視は幻視を有する患者によくみられます．その他，視覚の端にみえる一時的に過ぎ去る漠然とした像や実際には存在しない何かがいるという感覚で種類が不明なものもあります．

妄想

　妄想とは，真実ではない架空の事実を誤って認識し，持続的に固定化されてしまった信念をいいます．もの盗られ妄想，被害妄想，不義妄想，見捨てられ妄想，嫉妬妄想などがあり，複数の妄想が混在するといわれています．「知っている人物」を「知らない人物の瓜二つの替え玉」と確信するカプグラ症候群，「知っている人物」が「知らない人物」に変装して自分を騙そうとしているなどフレゴリ症候群や，人物や場所が重複して存在するという重

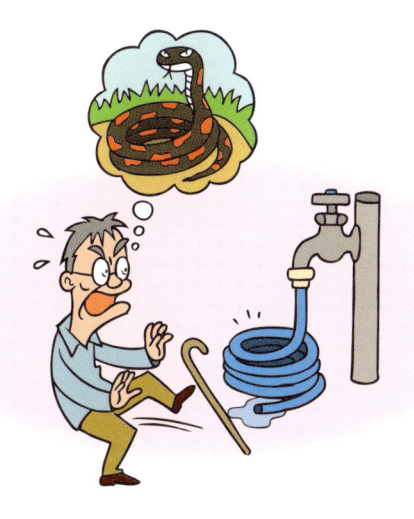

図4　錯覚

複記憶錯誤という症状がみられることがあります．

幻覚・妄想の評価スケール

　幻覚・妄想を評価するスケールとして，Neuropsychiatric inventory（NPI），Brief psychiatric rating scale, Parkinson psychosis rating scale などがあります．Tottori University Hallucination Rating Scale（TUHARS）は幻覚を評価する日本語のスケールです．

幻覚・妄想の原因

　抗パーキンソン病薬の使用や増量を契機に幻覚が出現することがあり，薬剤性幻覚といわれてきました．一方で，レボドパ導入前時代にも幻覚の報告があります．また，レボドパ静注により幻覚は誘発されないとする報告や抗パーキンソン病薬使用と幻覚の関連性を否定する報告があり，最近ではパーキンソン病患者にみられる幻覚は複数の要因（内因）を背景にして出現すると理解されるようになってきています．薬剤は単独の原因ではなく，危険因子として理解され，「薬剤性幻覚」あるいは「薬剤誘発性幻覚」という用語を避けるようになっています．

　幻覚・妄想に関連する要因（内因）として次のようなものがあります．高齢患者，重症の患者，罹病期間が長い，体軸症状が強い，うつ状態，自律神経症状，睡眠-覚醒サイクルの異常，レム睡眠障害，注意・前頭葉機能障害，視力障害，視知覚障害，認知症があると幻覚・妄想が起こりやすいと報告されており，このような患者さんでは要注意です．

　パーキンソン症候群の進行性核上性麻痺（PSP）や多系統萎縮症（MSA）では幻視はまれとされており，パーキンソン病やレビー小体型認知症（DLB）に多く，病理学的にはレビー小体との関連が強いようです．局在として海馬傍回や扁桃体，あるいは前頭葉，後頭葉，頭頂葉のレビー小体密度と幻視の関連性が報告されています．

幻覚・妄想の治療 (図5)

　パーキンソン病患者に幻覚・妄想がみられたら，感染，脱水症，電解質異常，環境変化などの誘因となる促進要因を探り，その治療・是正を行います．日常生活に悪影響を及ぼさない軽症の場合には，経過観察する場合がありますが，悪影響を及ぼすようであれば治療を考慮します．薬剤追加後に幻覚・妄想が出現したあるいは増悪した場合には，追加薬を中止します．促進因子の是正でも幻覚・妄想が続く場合には，抗コリン薬，アマンタジン，セレギリンを中止し，エンタカポンやゾニサミドを中止し，次にドパミンアゴニストの中止・減量，最後にレボドパを減量します．その際には十分な運動機能を維持するような薬剤コントロールを心がけなければなりません．幻覚・妄想が持続する場合，認知機能低下や認知症があればアルツハイマー型認知症

図5 幻覚・妄想の治療アルゴリズム (パーキンソン病治療ガイドライン2011より改変)

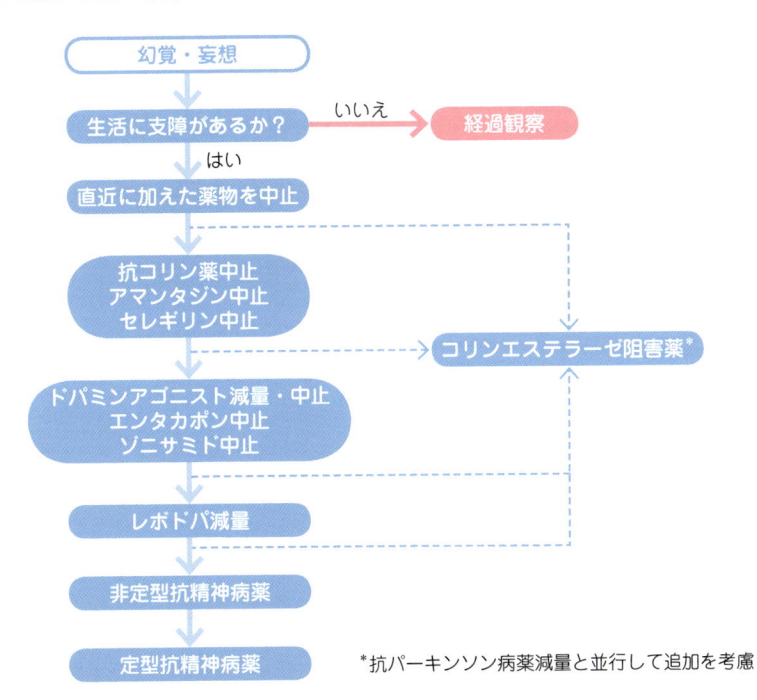

幻覚・妄想
↓
生活に支障があるか？ — いいえ → 経過観察
↓ はい
直近に加えた薬物を中止
↓
抗コリン薬中止
アマンタジン中止
セレギリン中止
↓
ドパミンアゴニスト減量・中止
エンタカポン中止
ゾニサミド中止
↓
レボドパ減量
↓
非定型抗精神病薬
↓
定型抗精神病薬

→ コリンエステラーゼ阻害薬*

*抗パーキンソン病薬減量と並行して追加を考慮

5 非運動症状と治療
❶ 幻覚・妄想

治療薬のコリンエステラーゼ阻害薬を追加します．さらに，幻覚・妄想が持続する場合には非定型抗精神病薬を追加します．複数の非定型抗精神病薬がありますが，運動症状（錐体外路症状）を生じにくいクエチアピンがよく使用されています．使用に際しては，少量を眠前に開始し，効果が不十分であれば慎重に増量することが推奨されています．抗精神病薬を使用する前には，保険適応外であること，死亡率の増加が報告され米国食品医薬品局（FDA）から警告が出されていることなどを伝え，インフォームドコンセントをとっておく必要があります．

おわりに

　幻覚・妄想は頻度の高い非運動症状のひとつですが，軽症のときには気づかれないことが多く，気づかれたときにはすでに重症化している場合があります．特に，診療の上では，常に意識しながら注意深い観察と問診を行うことが重要となります．

● 参考文献

1) Ravina B, Marder K, Fernandez HH, et al. Diagnostic criteria for psychosis in Parkinson's disease: report of an NINDS, NIMH work group. Mov Disord. 2007; 22: 1061-8.
2) Williams DR, Lees AJ. Visual hallucinations in the diagnosis of idiopathic Parkinson's disease: a retrospective autopsy study. Lancet Neurol. 2005; 4: 605-10.
3) Fénelon G, Alves G. Epidemiology of psychosis in Parkinson's disease. J Neurol Sci. 2010; 289: 12-7.
4) Poewe W. When Parkinson's disease patient starts to hallucinate. Pract Neurol. 2008; 8: 238-41.
5) 日本神経学会, 監修.「パーキンソン病治療ガイドライン」作成委員会, 編. パーキンソン病治療ガイドライン 2011. 東京: 医学書院; 2011.

〈和田健二〉

❷ うつ状態

はじめに

　パーキンソン病は，従来より無動，固縮，振戦および姿勢反射障害を四徴とする運動障害性疾患であるとされていますが，近年，パーキンソン病には運動症状だけでなく，多彩な非運動症状が起こることがわかってきています．それらの非運動症状には精神症状も含まれますが，なかでも「うつ」は運動症状と同程度あるいはそれ以上に，患者の生活の質（quality of life: QOL）を低下させる要因であることが明らかにされ，重要な症状と考えられるようになってきています．

　ここでは，パーキンソン病におけるうつについて，症状の特徴や診断の問題点および薬物治療に関して解説します．

パーキンソン病とうつの関係

　パーキンソン病の特徴的な症状として，表情が乏しくなる仮面様顔貌，声が小さく話し方に抑揚がなくなる小声単調言語など，一見「うつっぽくなった」のではないかと思わせるようなものがあります．また，逆にうつには，精神運動制止や感情の減少など，それぞれパーキンソン病の無動や仮面様顔貌と似通った症状を呈することがあります（図1）．そのため，とくに初期のパーキンソン病がうつと間違えられる可能性があり，その場合はよりパーキンソン病らしい運動症状が強くなってこないと，パーキンソン病と診断されない可能性があります．

　ただし，ここで注意しなくてはならないのは，後に述べるようにパーキンソン病におけるうつが，パーキンソン病の前駆症状として発症することがある点です．この場合はあながち間違いとはいえず，疾患の発症から進行の経

図1 パーキンソン病とうつでよくみられる症状の類似性

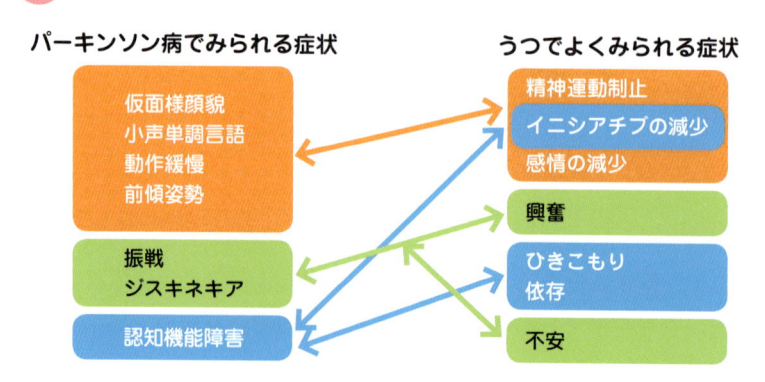

パーキンソン病でみられる症状
- 仮面様顔貌
- 小声単調言語
- 動作緩慢
- 前傾姿勢

- 振戦
- ジスキネキア

- 認知機能障害

うつでよくみられる症状
- 精神運動制止
- イニシアチブの減少
- 感情の減少

- 興奮

- ひきこもり
- 依存

- 不安

過をみていることになります.

　また，すでにパーキンソン病と診断されている患者にうつが発症する場合に，その症状がパーキンソン病の症状とみなされてうつ症状を見逃されたり，逆に，うつを発症していないパーキンソン病患者がうつを併発したと考えられ，抗うつ薬の処方を受けたりすることも起こりえます.

パーキンソン病におけるうつの特徴

　前項で述べたように，パーキンソン病とうつには複雑な関係がありますが，パーキンソン病におけるうつは一般的なうつと違うところはあるのでしょうか．

　パーキンソン病におけるうつは，一般的なうつと比較して，病型としては典型的な大うつ病を呈する割合が少ない，小うつ病，気分変調性障害，アパシーが多いという特徴があります．また，症状としては，罪業感や無力感が少ない，自殺企図が少ないなどの特徴があるとされています．

　ここで，パーキンソン病のうつの特徴を述べる上で重要なアパシーについて解説します．

　アパシーは，ごく簡単には無感動とか無関心と表現されますが，定義としては「意識レベルの低下，認知機能障害あるいは情動的苦痛によらない動機付けの欠如」となります．一般的に，アパシーはうつに伴ってみられること

図2 アパシーとうつの症状の関係

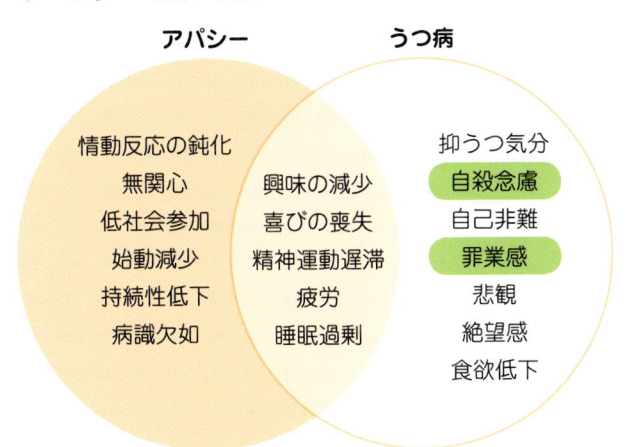

アパシー
- 情動反応の鈍化
- 無関心
- 低社会参加
- 始動減少
- 持続性低下
- 病識欠如

共通
- 興味の減少
- 喜びの喪失
- 精神運動遅滞
- 疲労
- 睡眠過剰

うつ病
- 抑うつ気分
- 自殺念慮
- 自己非難
- 罪業感
- 悲観
- 絶望感
- 食欲低下

が多く，両者に共通の症状もありますが，それぞれのみにみられる症状があります（図2）．その中で重要なのは，「罪業感」や「自殺念慮」はうつのみにみられ，アパシーではみられないとされている点です．

さらに，パーキンソン病ではどれくらいアパシーが多いのかジストニアと比較して検討した研究があります．ジストニアは不随意運動の一種で，基底核の障害を背景とする運動障害性疾患という点でパーキンソン病に近い疾患といえるものですが，ジストニア群と比較してパーキンソン病群の方が有意にアパシーの頻度が高く，またパーキンソン病群ではうつがなくてもアパシー単独で起こりうることが示されています．

したがって，パーキンソン病ではアパシーの頻度が高いために，病型としては大うつ病の頻度が低く，症状としてはアパシーではみられないとされる「罪業感」や「自殺念慮」が少ないという特徴が形作られているものと推測されます．

パーキンソン病におけるうつの病理学的背景

では，パーキンソン病におけるうつが一般的なうつと異なった特徴をもつ

のは，どうしてなのでしょうか？ それは，パーキンソン病におけるうつは，パーキンソン病の病理学的変化を背景として発症しているためと考えられます．最近，パーキンソン病は多彩な非運動症状が注目されていますが，ドパミン神経細胞の変性を主体とする疾患であることに変わりはなく，中脳腹側被蓋野のドパミン神経細胞の変性がうつの発症に関与していると考えられています．しかし，ドパミン系の治療のみではうつが改善しないこともあることから，ノルアドレナリン系やセロトニン系などのその他の神経系の障害も複合して関与している可能性が考えられています．

また，パーキンソン病におけるうつが，パーキンソン病の前駆症状として発症することがあり，約20％のパーキンソン病患者が運動症状発症前に気分障害を訴えるとする報告もあります．このことも，最近のパーキンソン病の病理学的変化の進行に関する仮説によって裏付けられています．それによると，パーキンソン病の病理学的変化は下位脳幹および嗅球から始まり，病気の進行に伴って中脳黒質および他の神経核にも出現し，大脳皮質にも現れるとされています．つまり，パーキンソン病のうつの発症に関わっているとされている下位脳幹の神経核が，パーキンソン病の運動症状発症に重要な中脳黒質が障害される前に障害されることとなり，非常に興味深いものと思われます（表1）．

パーキンソン病におけるうつの疫学と診断

では，パーキンソン病にはどのくらいの頻度でうつが発症するのでしょうか？ パーキンソン病におけるうつの頻度について，1922年から1998年の間に発表された文献を検討した論文があり，すべての文献を集計した頻度の平均は31％とされています．しかし，その内訳は個々の文献で23.7〜42.4％と大きくばらついていました．さらに，診断基準と病型をそれぞれDSM-IIIまたはDSM-III-Rの大うつ病に限定した文献で検討しても，頻度は2.7〜39.6％（平均24.8％）と大きなばらつきがありました．それはどうしてなのでしょうか．

表1 ● パーキンソン病の前駆症状と責任病巣

運動症状出現前の非運動症状	責任病巣
嗅覚低下	嗅球，前嗅核
うつ	青斑核，縫線核（橋，延髄）
便秘	迷走神経背側核（延髄） 腸管神経叢？
レム睡眠行動異常症	青斑核（橋）
日中の過度の眠気	橋脚核？
その他の前駆症状 （むずむず脚症候群，不安，痛み，アパシー，疲労）	？

　ここに挙げた DSM-III の改訂版である DSM-IV-TR が，一般的なうつの診断基準の gold standard とされ，パーキンソン病におけるうつに関する研究においても広く用いられてきました（表2）．しかし，この診断基準はパーキンソン病におけるうつに特化した診断基準ではないため，パーキンソン病におけるうつの診断に適用する場合には注意が必要です．なかでも「症状は……一般身体疾患によるものではない．」という項目があり，前述のようなパーキンソン病とうつの似通った症状をどちらの疾患によるものか，診断する医師が判断しなくてはなりません．そのため，医師によって診断結果が異なるものになる可能性が考えられます．その他にも，症状の持続性や一貫性に関する項目の存在や，パーキンソン病では単独で存在しうるアパシーが混入しかねない項目設定など，項目自体にいくつか問題点が指摘されています．

　このような状況を踏まえ，NINDS/NIMH (National Institute for Neurological Diseases and Stroke/National Institute of Mental Health) work group により，パーキンソン病におけるうつの暫定診断基準案が提案されています（表3）．この基準案では，DSM-IV-TR で問題のある項目を修正し，パーキンソン病とうつの似通った症状はすべてうつによるものとみなすことを推奨しています．それにより，医師の臨床的判断による診断のばらつきを減らし，パーキンソン病におけるうつを幅広く拾い上げることが意図されています．

表2● DSM-IV-TR の診断基準（著者翻訳，改変）

A. 以下の症状のうち5つ以上が同じ2週間の間に存在し，病前の機能からの変化を引き起こしている．これらの症状のうち少なくとも1つは（1）抑うつ気分あるいは（2）興味または喜びの喪失で，一日の大部分，ほぼ毎日存在することが，本人の申告または他者の観察により示される．
  (1) 抑うつ気分
  (2) すべてまたはほとんどすべての活動における興味または喜びの著明な喪失
  (3) 体重または食欲の低下または亢進
  (4) 不眠または睡眠過多
  (5) 精神運動性の焦燥または制止
  (6) 疲労または気力の減退
  (7) 無価値観または過剰あるいは不適切な罪責感
  (8) 思考力や集中力の減退または決断困難
  (9) 死についての反復思考，特定の計画のない反復する自殺念慮，または自殺企図または自殺する特定の計画

B. 症状は混合性エピソードの基準を満たさない．
C. 症状は臨床的に明らかな苦痛または機能障害を引き起こす．
D. 症状は物質の直接的な生理学的作用，または一般身体疾患によるものではない．
E. 症状は死別反応ではうまく説明されない．

しかしその後，DSM-IV-TR の診断基準はパーキンソン病のうつの診断においても妥当であり，修正するべきではないとする研究結果も発表されており，未だ議論のあるところです．また，DSM-IV-TR 自体も改訂されDSM-5 として2013年5月に発表され，翌年6月には日本語版も出版されました．この改訂ではうつの診断基準には大きな変更はありませんが，パーキンソン病への適用については，今後も検討が必要と考えられます．

パーキンソン病におけるうつの治療

では，パーキンソン病におけるうつの治療には，一般的なうつの治療と異なる点があるのでしょうか？

前述の通り，パーキンソン病におけるうつは，パーキンソン病の病理学的変化を背景として発症していると考えられていますので，まずはその病態を

表3 ● NINDS/NIMH (National Institute for Neurological Diseases and Stroke/National Institute of Mental Health) work group による暫定診断基準案（著者翻訳，改変）

1. うつ症状の評価には，DSM推奨の'etiologic approach'ではなく，症状の原因を問わずにすべての症状をうつに関連するとみなす'inclusive approach'をとる．

2. DSMの除外基準「一般身体疾患によるものではない」を削除する．

3. PDのうつとアパシーや認知症を区別するために，基準A.2，アンヘドニア／興味の喪失を修正．
   ・大うつ病：DSM基準をすべて使用．興味の喪失と楽しみの喪失のどちらを満たしたか明記．
   ・小うつ病：DSM-IV-TR補遺を使用，「顕著な興味の喪失」の基準を省略し，(1)抑うつ気分と(2)喜びの喪失いずれが（または両方が）存在したかを記載．

4. 気分障害が運動症状の日内変動と関連している場合，一般的には，うつの評価はオン状態で行う．気分の日内変動がある患者では，うつ症状が常にあるか，運動症状のオフ時のみかなどについて明記．

5. 症状の評価は，特に患者に認知機能障害がある場合には，患者と患者をよく知る情報源からの情報に基づいて行う．

考慮して治療を考える必要があります．つまり，まず第一に，ドパミン系の治療を考慮することとなります．

　まずパーキンソン病自体の薬物治療を見直して，まだ治療を強化する余地があると考えられる場合や，運動症状の日内変動に伴ってオフ時にうつ症状が出現する場合には，ドパミン作動薬による治療を十分に行うことが勧められます．そのことによりパーキンソン病の運動症状の改善が得られるとともに，うつ症状も改善することが期待できます．

　しかし，すでにドパミン作動薬による治療が十分に行われていると考えられる場合や，うつ症状が運動症状の変動と関連がない場合には，ドパミン作動薬を抗うつ効果をもつドパミンアゴニストに変更あるいは追加する，抗うつ薬を試みるなどの方法が考えられます．

　抗うつ効果をもつドパミンアゴニストとしては，ドパミンD_3受容体に親和性が高いプラミペキソールがあり，最近，エビデンスレベルの高い研究で

有効性が示されています．その研究では，うつ症状がプラセボに対して有意に改善することが証明され，さらに，その効果が運動機能改善によるものではなく，直接抑うつ症状に対して有効であったことも示されました．抗うつ薬ではパーキンソン病の運動症状を悪化させる可能性も懸念されますが，そもそもドパミンアゴニストが運動症状に有効であることはすでに証明されており，運動症状に対する治療とともに抗うつ効果も得られればまさに一石二鳥の治療となりうるという利点があります．

　抗うつ薬に関するエビデンスとしては，有効性を示す多数の報告はあるものの，いずれもエビデンスレベルが低く，結論が一定しないのが問題と考えられていました．しかし，最近は質の高い研究がいくつか報告されてきています．そのひとつに，三環系抗うつ薬（TCA）のノルトリプチリンと選択的セロトニン再取り込み阻害薬（SSRI）のパロキセチン徐放錠に関する研究があり，ノルトリプチリンのみプラセボに比較して有意に抑うつ症状の改善効果を認めたことが示されました．しかし，TCAには，抗コリン作用によるせん妄や記憶障害，α受容体遮断作用による起立性低血圧などの副作用があり，パーキンソン病患者には使いにくいと考えられます．

　SSRIは一般的にTCAよりも副作用が少ないと考えられており，パーキンソン病におけるうつの治療にも多く用いられていますが，これまでは前述の研究も含めてその有効性は証明されていませんでした．しかし，最近の研究で，パロキセチンとセロトニン・ノルアドレナリン再取り込み阻害薬であるベンラファキシン徐放錠が，プラセボに対して有意に抑うつ症状を改善することが示されました．この研究では，いずれもパーキンソン病の運動症状を悪化させないことも示されており，パーキンソン病におけるうつに対して積極的に使用を考慮する根拠となり得るものと思われます．

　なお，ここに挙げたような治療を試みても，自殺念慮が出現するなど，症状が重症化する場合には，速やかに精神科医に相談する必要があります．

おわりに

　パーキンソン病におけるうつは，患者のQOLを低下させる大きな要因であり，その重要性は認識されてきています．しかしながら，患者自身や家族

にも十分に認識されているとはいいがたい状態であり，その診断や治療に関してもいまだに問題点が多いのが実情です．本稿がその改善のきっかけとなれば幸いに思います．

● 参考文献

1) The Global Parkinson's Disease Survey Steering Committee. Factors impacting on quality of life in Parkinson's disease: results from an international survey. Mov Disord. 2002; 17: 60-7.
2) Marin RS. Differential diagnosis and classification of apathy. Am J Psychiatry. 1990; 147: 22-30.
3) 三村　將. パーキンソン病のうつとアパシー. Brain and Nerve. 2007; 59: 935-42.
4) Kirsch-Darrow L, Fernandez HH, Marsiske M, et al. Dissociating apathy and depression in Parkinson disease. Neurology. 2006; 67: 33-8.
5) Tolosa E, Compta Y, Gaig C. The premotor phase of Parkinson's disease. Parkinsonism Relat Disord. 2007; 13 Suppl: S2-7.
6) Braak H, Ghebremedhin E, Rüb U, et al. Stages in the development of Parkinson's disease-related pathology. Cell Tissue Res. 2004; 318: 121-34.
7) Slaughter JR, Slaughter KA, Nichols D, et al. Prevalence, clinical manifestations, etiology, and treatment of depression in Parkinson's disease. J Neuropsychiatry Clin Neurosci. 2001; 13: 187-96.
8) American Psychiatric Association. Diagnostic and Statistical Manual of Mental Disorders. 4th ed. Text Revision (DSM-IV-TR). Washington D.C.: American Psychiatric Association; 2000.
9) Marsh L, McDonald WM, Cummings J, et al. NINDS/NIMH Work Group on Depression and Parkinson's Disease. Provisional diagnostic criteria for depression in Parkinson's disease: report of an NINDS/NIMH Work Group. Mov Disord. 2006; 21: 148-58.
10) Barone P, Poewe W, Albrecht S, et al. Pramipexole for the treatment of depressive symptoms in patients with Parkinson's disease: a randomised, double-blind, placebo-controlled trial. Lancet Neurol. 2010; 9: 573-80.
11) Menza M, Dobkin RD, Marin H, et al. A controlled trial of antidepressants in patients with Parkinson disease and depression. Neurology. 2009; 72: 886-92.
12) Richard IH, McDermott MP, Kurlan R, et al. A randomized, double-blind, placebo-controlled trial of antidepressants in Parkinson disease. Neurology. 2012; 78: 1229-36.
13) Starkstein S, Dragovic M, Jorge R, et al. Diagnostic criteria for depression in Parkinson's disease: a study of symptom patterns using latent class analysis. Mov Disord. 2011; 26: 2239-45.
14) American Psychiatric Association. Diagnostic and Statistical Manual of Mental Disorders. 5th ed. Arlington: American Psychiatric Association; 2013.

〈田代　淳，菊地誠志〉

③ 認知症

はじめに

　最近，便秘や起立性調節障害などの自律神経障害，嗅覚障害，痛み，睡眠障害，精神症状といった多彩な症状がパーキンソン病で認められることが注目されるようになり，4大徴候である振戦，筋固縮，無動，姿勢反射障害などの運動症状に対して，非運動症状と総称されています．

　非運動症状の一部である認知機能障害や認知症，うつ，無欲動，行動制御障害などの精神症状の出現は，当初は治療薬であるドパミン作動性薬剤の副作用と考えられていましたが，現在は，病気自体と外的要因による複雑な相互作用によるものというみかたに変わってきました．認知症や精神症状は，薬剤などによる治療そのものを困難とし，多くの支援や介護を要することに伴い，家庭生活や社会生活を営む上で大きな支障となるだけでなく，死亡率を高め予後を不良とすることが示唆されています．

　認知症とは，"一度正常に達した認知機能が，後天的な脳の障害によって持続性に低下し，日常生活や社会生活に支障をきたすようになった状態"をいいます．意識障害を伴わない状態で，記憶，思考，見当識，理解，計算，学習，言語，判断など複数の高次脳機能障害を呈しますが，その症状の性質や程度は原因疾患によって異なるほか，個人差がとても大きく，また周囲の生活環境によっても異なってきます．

　さまざまな疾患や病態が認知症の原因となりうることがわかっています．パーキンソン病に伴う認知症は，レビー小体型認知症と共にレビー小体病（Lewy body disease: LBD）として捉えられています．LBDは，アルツハイマー型認知症（AD），血管性認知症（VaD）とともに高齢者認知症の三大原因疾患のひとつですが，実際の医療現場では注目されずにしばしば無視されていたり，ADやVaDと診断されていることが多々あります．

ここでは，パーキンソン病における認知障害の臨床的特徴と，現在の治療やケアの考え方について紹介します．

　なお，ここでは Movement Disorder Society Task Force 報告（2007）に従って，認知症を伴うパーキンソン病（dementia associated with Parkinson's disease: PDD）とレビー小体型認知症（dementia with Lewy bodies: DLB）は，病理学的には違いのない，同一線上にある臨床病型（clinical entities）で，認知症が起こるタイミングの違いによる便宜上の分類と解釈して取り扱います．すなわち，PDD ではパーキンソン病の運動症状が発症後に認知症状を生じた場合をさし，DLB では認知症状が先行するか認知症状と運動症状の両者が 1 年以内に顕れた場合をさします．

臨床的特徴

疫学

　PDD の頻度は，PDD 患者の有病率に関する報告の集計結果によると，パーキンソン病患者全体の 31.3％で，65 歳以上の高齢者における PDD の推定有病率は 0.2 〜 0.5％と報告されています．一方，PDD の発症率に関しては，1 年間でパーキンソン病患者の 10％弱が認知症を発症したと推計されています．

　パーキンソン病患者を対象とした前向き調査研究である Sydney Multi-center Study による期間有病率の検討では，3 年後に 26％，5 年後に 28％が認知症を認めていました．調査開始 15 年後には認知症，軽度認知障害がそれぞれ 48％，36％を占め，認知障害のない患者は 15％でした．20 年後には生存者の 83％で認知症を認めたと報告されています．

　したがって，認知症は高齢になるほど頻度が高くなることは明らかであり，PDD も重要な原因疾患のひとつであるといえます．

診断と症状

● 臨床診断の進め方

パーキンソン病における認知障害は，AD と同様に発症そのものはわかりにくく，緩徐に進行する経過をとるため，早い段階では確定診断や鑑別診断に苦慮することがあります．パーキンソン病に伴う認知障害の臨床診断の進め方を，表 1 に示します．

表 1 ● 認知症を伴うパーキンソン病の臨床診断の進め方

1	パーキンソン病の診断
2	パーキンソン病と認知症発症の前後関係を確認
3	パーキンソン病に伴う全般性認知機能の評価（例：MMSE で 26 点未満）
4	日常生活に支障をきたす認知機能障害の確認（介護者などへ確認）
5	複数の認知ドメイン（表 2 参照）が低下
6	認知機能障害をきたしうる他の原因を確認，除外

MMSE: Mini-mental state examination
（Poewe W, et al. Int J Clin Pract. 2008；62: 1581 より作成）

表 2 ● 認知ドメインとその評価方法

認知ドメイン	検査方法	カットオフ
注意	MMSE のシリアル 7（100 から 7 を繰り返し減じていく）	2 つ以上の誤答
遂行機能	発話流暢性（例：「か」で始まる単語や野菜名の列挙）	9 語未満 /1 分間
	時計描記試験	不可能
視覚空間機能	図形模写（例：MMSE の五角形）	不可能
記憶	MMSE の 3 単語記憶再生	1 単語以上の喪失

MMSE: Mini-mental state examination
（Poewe W, et al. Int J Clin Pract. 2008；62: 1581 より作成）

● 中核症状

　軽症から中等症の段階の PDD や DLB 患者で，より選択的に障害される認知機能に関する領域（認知ドメイン）とその評価方法を表 2 に示します．すなわち，AD に比べて，注意，遂行機能，視覚空間機能の障害がより目立ち，記憶障害に関しても遂行機能障害に関連したものとして捉えられています．日本でも認知症のスクリーニング検査として用いられることが多い Mini Mental State Examination（MMSE）を用いた点数変化による検討では，認知障害のない場合，30 点満点で 1 年あたり 1 点の低下を認めるのに対して，PDD の場合は年あたり 2～3 点の低下を認めましたが，これは AD の点数変化とは変わりませんでした．MMSE の総得点やその経時的変化は，PDD と他の認知症との鑑別には有用でないことが指摘されています．

　図柄の選択問題である Raven's Progressive Matrices や，時計の文字盤や指定した時刻の針を記入する時計描記試験（clock drawing test）を用いた視覚空間機能の評価では，PDD と DLB は，AD に比してより強く障害されています．

　記憶障害に関しては，PDD 患者の 67％，DLB 患者の 94％，AD 患者の 100％で認められます．記憶障害の程度は，PDD と DLB は同様ですが，AD ほど重症でないことが指摘されています．

　以上に述べてきた PDD の特徴を踏まえて，最近では PDD のスクリーニング検査として，MMSE よりも診断精度の高い The Montreal Cognitive Assessment（MoCA）が注目されており，日本語翻訳版 MoCA-J も公開されています．

● 周辺症状

　PDD における周辺症状，すなわち行動心理症状（behavioral and psychological symptoms of dementia: BPSD）の特徴としては，アパシー（apathy），感情の変化・うつ状態や人格変化，幻覚，妄想，日中過眠やレム睡眠行動異常などの睡眠障害を認めることが指摘されています．この中でも視覚幻覚（幻視）は，パーキンソン病に伴う認知症ではありふれた症状で，幻視のまれな AD との相違点のひとつです．パーキンソン病患者における幻

表 3 ● 認知症を伴うパーキンソン病に特徴的な運動障害

対称性（左右差の目立たない）のパーキンソン症状
レボドパに対する反応性が不十分
ジスキネジア
（振戦よりも）姿勢歩行障害が目立つタイプ
運動能力検査スコア（UPDRS part III）の急峻な低下
転倒のしやすさ
レム睡眠行動障害などの睡眠障害
嚥下機能障害

覚の出現は，認知症発症の主要予測因子であると考えられています．幻覚やうつについては他項で述べられているため詳細は割愛します．

　認知症を伴うパーキンソン病は，伴わないパーキンソン病に比して，より高齢者・重症者に多いことや，表3に示す運動障害を有することが特徴として指摘されています．症状の左右差が少なく，無動，寡動や歩行障害，姿勢反射障害，仮面様顔貌，発語障害などが目立つタイプ，言い換えると，治療薬のレボドパに反応しにくい症状が目立つタイプのことで，振戦が目立つタイプよりも認知症になりやすいことが示唆されています．また，PDDでは，パーキンソン病の運動症状の進行が速く，易転倒性も目立ち，治療薬であるレボドパの反応性も不十分であることなども指摘されています．

　さらに，PDDおよびDLBでは，起立性低血圧，便秘，排尿障害などの自律神経障害がより高率に認められることが特徴としてあげられています．

　また，いつもとは限らないが，上記に紹介した中核症状や周辺症状が変動し，症状のよいときと悪いときが認められることがあることも，PDDや特にDLBの特徴のひとつといえます．

● **軽度認知障害**

　認知機能低下の訴えはあり，認知機能低下は認めるが認知症の診断基準は

満たさず，基本的な日常生活機能は正常である状態を，軽度認知障害（mild cognitive impairment: MCI）とよびます．MCIは，認知症の早期診断マーカーの発見および確立や，より早期からの治療を可能にするものとして注目されています．

PDDにおいても同様の病態，すなわちPD-MCIがあることが考えられており，パーキンソン病患者の平均26.7%（18.9〜38.2%）がPD-MCIであったとの報告もなされています．2012年Movement Disorder SocietyよりPD-MCIの診断基準が公表されたことにより，PDDの病態解明に向けた新たな研究成果が期待されています．

検査

通常の一般診療で行われる尿便，血液，髄液を用いた検査や脳波などの神経生理検査，脳の構造画像（CT，MRI）や脳血流シンチグラフィ（SPECT）では，認知症を伴うパーキンソン病に特異的な変化を認めるものは見出されておらず，類似した症状を呈する他疾患の鑑別除外診断のために用いられることが多かったです．^{123}I-metaiodobenzylguanidine（MIBG）を用いたMIBG心筋シンチグラフィは，パーキンソン病やPDD, DLBでは心臓縦隔（H/M）比の低値を示すことより，他の認知症と鑑別するのにきわめて有用であることが多いですが，検査時期や併存疾患，内服している薬剤の影響を受けることがあるので注意が必要です．2013年後半になり，^{123}I-ioflupane（DaTscan）によるドパミントランスポーターの分布を反映する画像検査が可能となり，パーキンソン症候群やDLBの診断精度向上への貢献が期待されています．

治療とケア

ADやその他の認知症と同様に，パーキンソン病に伴う認知症の根本的治療法はまだなく，対症的治療となるが薬物治療と非薬物治療が行われています．

PDDやDLBに対する薬物治療として，PDDやDLBはADと同様あるい

はそれ以上にコリン作動性神経の障害が示されていることから，ADの治療薬としてすでに承認されているコリンエステラーゼ阻害薬のドネペジル，リバスチグミン，ガランタミンを用いることにより改善効果を示したとの報告があります．本邦では2014年9月より，ドネペジル（アリセプト®のみ）がDLBに対して保険適用となっています．

　行動心理症状（BPSD）に対しては，コリンエステラーゼ阻害薬〔ドネペジル（アリセプト®のみ）がDLBに対して保険適用あり，他剤は保険適用外〕の他に，非定型抗精神病薬であるクエチアピン（保険適用外）とオランザピン（保険適用外），漢方薬の抑肝散（保険適用外）が有効性を示したとの報告があります．

　NMDA受容体拮抗薬のメマンチン（保険適用外）が，パーキンソン病に伴う認知症や行動心理症状（BPSD）を改善したとの報告もなされています．

　非薬物療法としては，家族や介護者と，症状の変動や食事・排便・睡眠状況などの情報を共有し，連携したケア体制を構築し，リハビリテーションによるADL維持向上や，幻視などに伴う家族の介護負担を考慮した医療・介護保険サービスの利用などが薦められます．また，実際のケアや環境整備にあたる際には，症状の変動による現状より悪い状況があることを念頭においた準備や対応が大切です．

　ひとつの症状を改善させる治療が，他の症状を悪化させて有害事象をきたすことがあることを十分留意し，患者ごと・状況ごとに治療・介護の主たる標的となる臨床症状を見定めて対応することが大切です．

おわりに

　パーキンソン病における認知障害の臨床的特徴と治療・ケアについて概要をまとめました．認知障害の症状や進行の程度などには幅や個人差も大きく，すべての方が記載したものと同じではないことにご留意頂きたいと思います．治療やケアについても，不十分や不明な点が多く残っています．社会の高齢化に向けて，認知障害に関する注目度は今後ますます高まることが予想されます．PD-MCIを踏まえたPDDの病態解明や治療・ケアの進展とともに，PDD発症の予測法や予防法の開発が期待されます．

● 参考文献

1) Emre M, Aarsland D, Brown R, et al. Clinical diagnostic criteria for dementia associated with Parkinson's disease. Mov Disord. 2007; 22: 1689-707.
2) Hely MA, Reid WG, Adena MA, et al. The Sydney multicenter study of Parkinson's disease: the inevitability of dementia at 20 years. Mov Disord. 2008; 23: 837-44.
3) 古和久典, 中島健二. パーキンソン病における認知症の臨床的特徴. In: 山本光利, 編. Parkinson's disease 2011. 東京: アルタ出版; 2011. p.51-9.
4) Litvan I, Goldman JG, Tröster AI, et al. Diagnostic criteria for mild cognitive impairment in Parkinson's disease: Movement Disorder Society Task Force guidelines. Mov Disord. 2012; 27: 349-56.
5) McKeith IG, Dickson DW, Lowe J, et al. Diagnosis and management of dementia with Lowy bodies: third report of the DLB Consortium. Neurology. 2005; 65: 1863-72.
6) Poewe W, Gauthier S, Aarsland D, et al. Diagnosis and management of Parkinson's disease dementia. Int J Clin Pract. 2008; 62: 1581-7

〈古和久典，中島健二〉

4 パーキンソン病における睡眠の問題

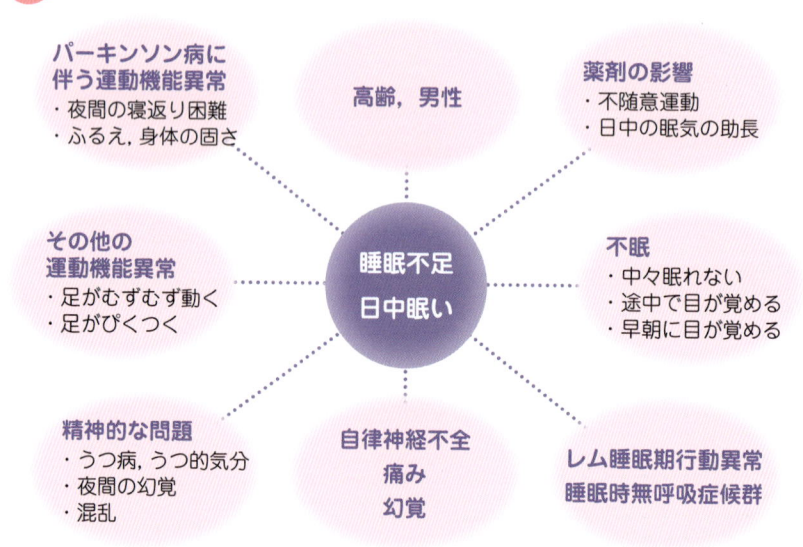

はじめに

　パーキンソン病の患者は，夜間の睡眠に関連するさまざまな問題を抱えています．また最近は，日中の過度の眠気や突発的睡眠といった日中の睡眠の問題も注目されています．図1には多岐にわたるパーキンソン病患者における睡眠の問題をまとめました．

　こうした睡眠の問題は生活の質や日中の活動レベルと関係し，高所作業や車の運転にも影響を及ぼすため，その適切な対応は大切です．ここではパーキンソン病患者で認める睡眠の問題について，①夜間の睡眠の問題と，②日中の眠気の問題に大きく分けて説明をしたいと思います．

図1　パーキンソン病における睡眠の問題

- パーキンソン病に伴う運動機能異常
  - 夜間の寝返り困難
  - ふるえ，身体の固さ
- 高齢，男性
- 薬剤の影響
  - 不随意運動
  - 日中の眠気の助長
- その他の運動機能異常
  - 足がむずむず動く
  - 足がぴくつく
- 睡眠不足　日中眠い
- 不眠
  - 中々眠れない
  - 途中で目が覚める
  - 早朝に目が覚める
- 精神的な問題
  - うつ病，うつ的気分
  - 夜間の幻覚
  - 混乱
- 自律神経不全
  痛み
  幻覚
- レム睡眠期行動異常
  睡眠時無呼吸症候群

夜間の睡眠の問題と対策

パーキンソン症状が夜間の睡眠におよぼす影響

　長期例の患者を中心に，夜間に寝返りをうつことが難しい，締め付け感（痛み）が強い，トイレへ行けない，身体が硬い，ふるえ（振戦）が出るなどの問題点が認められます．なお，ふるえは眠りの浅いときに出現しやすく，一度目が覚めた後に，再度眠ることを妨げます．

　対策としては，長時間作用型ドパミンアゴニスト内服，布団を滑りやすい生地に変える，ポータブルトイレを近くに置く，吸収のよいリハビリパンツを履く，頓服用のレボドパを少量の水と一緒に枕元に置いて必要時に内服する，などが挙げられます．

周期的に生じる（下肢優位の）四肢の動き

　不快で耐えがたい下肢の異常感覚があり，下肢を動かしたいという衝動が夜間に出現し，下肢を動かす・叩く・マッサージすることで異常感覚は一時的に消失するものの，じっとしていると悪化することを特徴とするレストレスレッグス症候群を認める場合があります．

　また，ピクツキに似た動きが周期的に足にみられることがあり（睡眠時周期性四肢運動），この動きのために熟眠感の欠如や昼間の眠気が起こる病態を周期性四肢運動異常症とよびます．睡眠時周期性四肢運動は，レストレスレッグス症候群の90％程度に認めます．また，正常高齢者，睡眠時無呼吸症候群，ナルコレプシーなどでも認め，パーキンソン病に特徴的というわけではありません．

　レストレスレッグス症候群にはプラミペキソールの少量投与が有効とされています．その他，他のドパミンアゴニスト，クロナゼパム，一部の抗てんかん薬が使われます．睡眠時周期性四肢運動に対してもレストレスレッグス症候群と同様の治療が行われることがあります．

レム期睡眠行動異常症

　レム睡眠とは，1950年代に米国において発見された現象です．睡眠が深くなるとヒトの脳波は，覚醒時よりも周期の遅い波が優位になるのですが，睡眠中に覚醒時と同様の速い波が出現し，筋肉の力が入らず（筋弛緩），急速な眼球運動を突発的に認める睡眠状態をレム睡眠とよびます．
　レムの名前は突発的に出現する急速な眼球運動（rapid eye movement）に由来しています．レム睡眠は睡眠全体の20％程度を占め，レム睡眠時に覚醒させた場合，80％程度で夢をみています．
　レム期睡眠行動異常症は，通常は筋弛緩のために動くことができないレム期に筋弛緩が生じず，夢の内容に一致した行動が出現する病態を指し，はっきりとした寝言，夢の内容に合わせた手足の動き，殴るような動き（実際にパートナーを殴ってしまう），実際に立ち上がって歩くといった動きまで，夢の内容に合わせてさまざまな動きを呈します．
　レム期睡眠行動異常症は男性に多く，50〜65歳が好発年齢で，最近の研究では，レム期睡眠行動異常症を呈する方々は，パーキンソン病やその類縁疾患，認知症などが数年〜数十年経ってから出現する頻度が高いことが注目されています．
　レム期睡眠行動異常症の治療としては，本人はもちろんベッドパートナーが困っているときには，クロナゼパムを第一選択薬として投与しますが，日中の眠気の誘発や，ふらつきの出現といった副作用もあるため，軽症の場合は経過観察も選択肢です．また抗うつ薬や降圧薬が増悪因子となっている場合もあり，誘因薬剤中止の考慮も必要です．

精神的な問題，不眠の問題

　パーキンソン病ではうつ的気分や不安を呈する患者が少なくありません．このため，なかなか寝付くことができなかったり，うつ病に伴って朝早く目が覚めたりする場合があります．また，幻視が不眠につながる場合，睡眠のリズムが悪化して熟眠感が得られない場合もあります．
　うつ病に対しては抗うつ薬やドパミンアゴニストを，幻視に対しては抗

パーキンソン病薬の調整や抗認知症薬・抗精神病薬の投与を，睡眠のリズムの悪化に対しては睡眠薬の投与を考慮します．生活パターンの見直しが有用なこともあります．

夜間の睡眠の問題と対策のまとめ

　パーキンソン病の患者に認める夜間の睡眠障害の原因は多岐にわたり，睡眠時無呼吸症候群や腰痛なども睡眠の妨げになる場合があります．原因に応じた対応が必要で，薬剤の調整で症状がよくなる場合もありますが，追加した抗パーキンソン病薬が幻視をはじめとした別の問題を引き起こす可能性もあり注意が必要です．

日中の眠気の問題と対策

パーキンソン病の日中の眠気

　パーキンソン病で日中の眠気の問題が注目されたのは，1999年に非麦角系ドパミンアゴニスト内服中に，突然眠ってしまう発作のために交通事故を起こした9例がカナダから報告されたことがきっかけです．日本でも非麦角系ドパミンアゴニストを中心に，内服中には車の運転や高所作業を注意するよう添付文書に記されています．

　ときどき誤解されているのですが，薬剤のみがその原因ではありません．また，"日中の眠気＝突然眠ってしまう発作"ではありません．パーキンソン病における日中の眠気は，①おおむね我慢できる程度のいわゆる"眠気"，②我慢できずに眠ってしまうような"日中の過度の眠気"，③予兆（眠気）を感じることなく眠ってしまう"突発的睡眠"に分けられます．以下，それぞれの特徴を記します．

眠気

　眠気は，抗うつ薬，抗不安薬，風邪薬，抗アレルギー薬をはじめ，いろいろな薬で生じますが，抗パーキンソン病薬も眠気を誘発しやすい性格を持っ

ています．ドパミンとドパミンアゴニストの比較では，ドパミンアゴニスト，中でも非麦角系の方が眠気は出やすいことが知られています．

　なぜドパミン系の薬剤が眠気を引き起こすのかについて，正確な機序はよくわかっていません．飲み始めに眠気があっても，しばらく続けることで慣れる場合も多いのですが，眠気が強いときや慣れないときには薬剤の変更を考慮します．

日中の過度の眠気

　日中の過度の眠気は，問診や客観的診察によりなされます．表1に最も一般的な問診方法であるエプワース眠気尺度を示します．この問診の合計スコアが11～15点であれば日中の過度の眠気が示唆され，16点以上ですと，

表1 ● エプワース眠気尺度

あなたの最近の生活の中で，次のような状況になると，眠くてうとうとしたり，眠ってしまうことがありますか，下の数字でお答えください（○で囲む）．
質問のような状況になったことがなくても，その状況になればどうなるかを想像してください．

0＝眠ってしまうことはない
1＝時に眠ってしまう
2＝しばしば眠ってしまう
3＝だいたいいつも眠ってしまう

1	座って読書中	0 1 2 3
2	テレビを見ているとき	0 1 2 3
3	人の大勢いる場所（会議や劇場など）で座っているとき	0 1 2 3
4	他の人の運転する車に，休憩なしで1時間以上乗っているとき	0 1 2 3
5	午後に，横になって休憩をとっているとき	0 1 2 3
6	座って人と話しているとき	0 1 2 3
7	飲酒をせずに昼食後，静かに座っているとき	0 1 2 3
8	自分で車を運転中に，渋滞や信号で数分間，止まっているとき	0 1 2 3

重度の日中の過度の眠気が示唆されます．

　危険因子として，高齢者，男性，重症例，長期例，高用量のドパミン作動薬の内服，レボドパとドパミンアゴニストの併用，複数の種類のドパミンアゴニスト内服，夜間の睡眠障害，などが知られています．疾患の長期化に伴って日中の過度の眠気の頻度が増加する原因としては，ヒトの覚醒を維持する神経伝達物質が減少することと関係していると推定されています．

突発的睡眠

　突発的睡眠は，眠気を予想することができないため，自動車事故，高所作業中の事故に直結する可能性のある臨床症状です．突発的睡眠の定義はさまざまですが，ここでは，"何かの行動中（食事中，電話中，書き物中，車運転中）に突然，予期せず，抗しがたく眠り込んでしまう"としますと，このような定義に当てはまる症例は，3％程度との報告があります．

　危険因子として，高齢者，男性，重症例，長期例，エプワース眠気尺度高スコア例，夜間の睡眠障害，高用量のドパミン作動薬の内服，レボドパとドパミンアゴニストの併用，複数の種類のドパミンアゴニスト内服，非麦角系ドパミンアゴニスト内服開始1年以内，などが知られています．

自動車の運転

　自動車の運転は免許制であり，適正な検査を経た後に公安委員会が可否を決めるものです．平成14年6月の道路交通法改正では，「一定の病気等にかかっていて自動車の安全な運転に支障をきたす恐れのある場合には，運転免許が取得できない，または更新できない場合がある」とされています．

　免許申請書等の病気の症状等申告欄における申告事項としては
1）病気を原因として，又は原因は明らかではないが，意識を失ったことがある方
2）病気を原因として発作的に身体の全部又は一部のけいれん又は麻痺を起こしたことがある方
3）十分な睡眠時間を取っているにもかかわらず，日中，活動している最中に眠り込んでしまうことが週3回以上ある方

表2 ● 日中の眠気への対応方法

増悪因子への対応
15分×2回程度の昼寝
日中に太陽に当たる時間を増やす
ドパミンアゴニストの減量・中止
アゴニストの変更
アゴニスト開始直後であれば少し様子をみる
徐放製剤への変更

4）病気を理由として，医師から，免許の取得又は運転を控えるよう助言を受けている方

という4項目があります．

また，2011年のパーキンソン病治療ガイドラインにはこのような記載があります．「車の運転については関心のあるところであるが，パーキンソン病患者では突発的睡眠のみならず，認知障害，運動障害，視力障害などが混在しているため，運転免許の更新には地域の運転免許センターなどでの運転機能チェックを受けることも必要があれば勧められる．なお，エキスパートオピニオンとして，同乗している家族が危険を感じた際が運転を中止する時期であるとする意見もある．」

以上を踏まえた総合的な判断が必要になってきます．

日中の予期せぬ睡眠への対策

表2に，対策を示します．決め手はありませんが，これらにより日中の眠気の問題が改善する患者もいます．

● 参考文献

1) Frucht S, Rogers JD, Greene PE, et al. Falling asleep at the wheel: motor vehicle mishaps in persons taking pramipexole and ropinirole. Neurology. 1999; 52: 1908-10.
2) Sixel-Döring F, Trenkwalder C. Sleep Disorders in Parkinson's Disease: Non-Motor and Non-Dopaminergic Features. In: Olanow CW, Stocchi F, Lang AE, editors. Parkinson's Disease. Oxford: Blackwell; 2011.
3) 長谷川一子. パーキンソン病の突発睡眠と日中過眠. In: 山本光利, 編. パーキンソン病―臨床の諸問題 2. 東京: 中外医学社; 2011. p. 170-82.
4) Hobson DE, Lang AE, Martin WR, et al. Excessive daytime sleepiness and sudden-onset sleep in Parkinson disease: a survey by the Canadian Movement Disorders Group. JAMA. 2002; 287: 455-63.
5) Gjerstad MD, Alves G, Wentzel-Larsen T, et al. Excessive daytime sleepiness in Parkinson disease: is it the drugs or the disease? Neurology. 2006; 67: 853-8.
6) Kato S, Watanabe H, Senda J, et al. Widespread cortical and subcortical brain atrophy in Parkinson's disease with excessive daytime sleepiness. J Neurol. 2012; 259: 318-26.
7) Knie B, Mitra MT, Logishetty K, et al. Excessive daytime sleepiness in patients with Parkinson's disease. CNS Drugs. 2011; 25: 203-12.

〈渡辺宏久, 祖父江 元〉

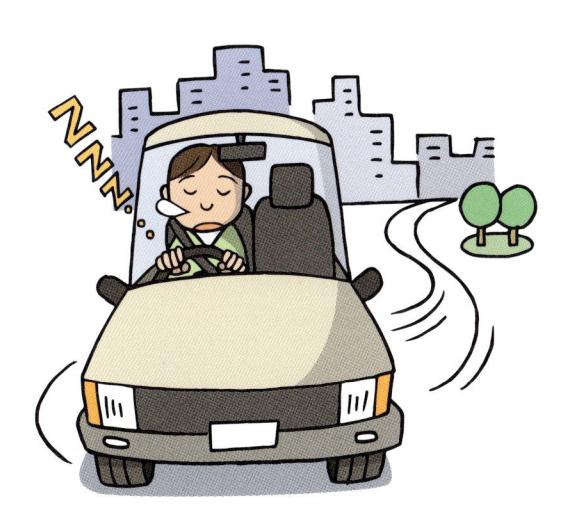

5 自律神経症状

はじめに

　自律神経障害は，パーキンソン病患者の生活の質（QOL）に重大な影響を及ぼすものです．自律神経障害の代表的なものを表1に示します．日常生活を営む上で不可欠な機能の障害である，ということがわかると思います．しかし，困ったことに治療する側の注意はもっぱら振戦や歩行障害といった運動症状にあり，自律神経障害はあまり気がつかれることがありません．さらに一部の症状は運動症状が出現する以前から存在するために，患者自身にパーキンソン病の症状のひとつだという認識がないこともあります．自律神経障害がどのようなものであるか，その対策はどうしたらよいかということを知っておくことはとても重要です．ここでは表1に示したような自律神経障害について解説します．

表1 ● パーキンソン病にみられる主な自律神経障害

部位	障害		
心血管系	起立性低血圧（めまい，フラツキ）		失神
消化管症状	便秘	胃内容排出遅延	嘔気
膀胱障害	尿失禁	頻尿	夜間尿
発汗異常	オフ時の多汗	ジスキネジアに伴う多汗	
唾液分泌障害	流涎（よだれ）		
性機能障害	勃起障害	性欲減退	

起立性低血圧 / 食事性低血圧

症状, 原因

　起立性低血圧とは，寝た状態から起立後，もしくはヘッドアップティルト試験という検査でベッドを 60〜80°まで起こした後 3 分以内に収縮期血圧が 20mmHg 以上，もしくは拡張期血圧が 10mmHg 以上低下した場合を陽性としています．ヘッドアップティルト試験は図 1 左のようにティルトベッドを用いて検査します．図右の青線で示したものは正常の人の血圧変化です．ベッドを起こしても通常，血圧は維持されます．しかし，赤で示したのが起立性低血圧陽性の人の例ですが，ベッドを起こすと血圧が下がり，その後もさらに血圧が低下していき，やがて 20mmHg 以上の低下をきたしています．

　起立性低血圧の症状は，めまい，ふらつき，ときに血圧が高度に低下して失神してしまうこともありますが，疲労感，頭痛，肩こりといった漠然とした症状のこともあります．

　起立性低血圧はパーキンソン病の 30〜60％にみられます．高齢，男性により多く，また長くパーキンソン病にかかっている人や，運動症状の重い人に多くみられます．しかし起立性低血圧のある患者のうち 60％は運動症

図1　ヘッドアップティルト試験における血圧の変化

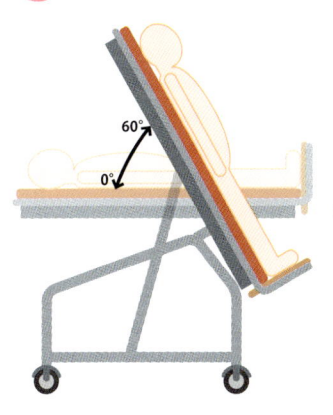

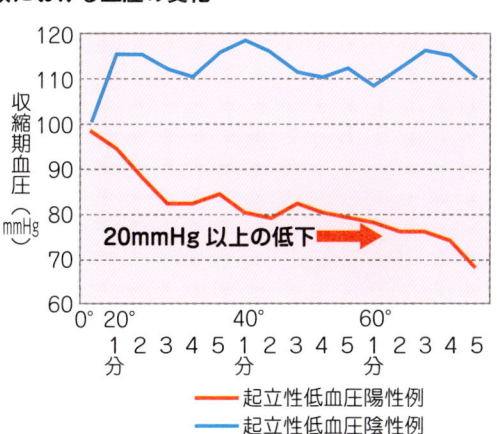

状発症 1 年未満や運動症状発症以前から起立性低血圧があるといった研究もあり，かなり早期からでもみられるようです．

またパーキンソン病の治療薬でも血圧が下がりやすくなるので注意が必要です．

起立性低血圧の原因は，心臓や末梢血管にある交感神経という血圧を維持する機能に問題があるようです．最近は MIBG 心筋シンチという検査によって心臓の交感神経の異常をとらえることができるようになりました．図 2 に MIBG 心筋シンチを示します．左はパーキンソン病でない人，右はパーキンソン病の人です．

右図では赤線で囲んだ心臓の写りがはっきりしなくなっており，心臓交感神経に異常がみられます．しかし起立性低血圧がない場合でも MIBG 心筋シンチで異常がみられることが多いことから，心臓交感神経の異常は起立性低血圧の原因の一端を担いはしますが，主要な原因ではないようです．通常，立ち上がったときに末梢血管が収縮して血圧を保とうとするのですが，起立性低血圧の人では末梢血管の収縮が悪く，立ち上がったときに血液が足の方にたまってしまい，心臓にもどってくる血液が少なくなり，そのために血圧

図2 MIBG 心筋シンチ

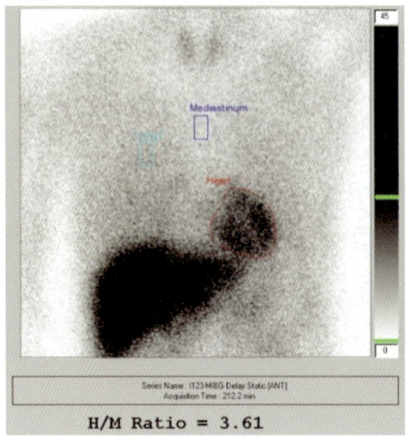

H/M ratio = 3.61
正常例

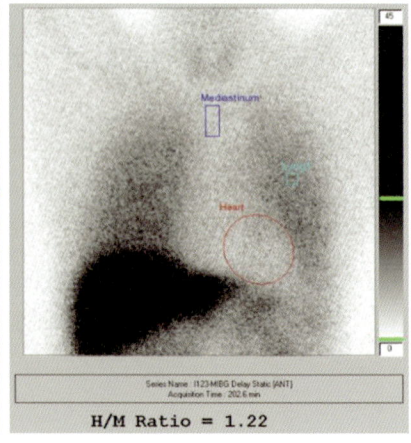

H/M ratio = 1.22
パーキンソン病

が下がります．

　また食事性低血圧というものにも注意が必要です．通常では食後，門脈血管の拡張が起こり血圧が低下するのを，心拍出が増加し，血圧を上げようとするカテコラミンの分泌が増えて血管が収縮して血圧低下を防いでいます．しかし食事性低血圧の人では，自律神経障害のためにこれらの働きが悪く血圧が下がってしまいますので，食後に立ちあがったりするとめまいやときに失神を起こし危険です．

治療

治療には薬物療法と非薬物療法があります．表2に示したように数多く

表2 ● 各種自律神経障害の日常生活における対策方法

自律神経障害	対策方法
起立性低血圧	塩分の摂取（8〜10g/日）（心不全の方は注意） コップ5杯（250 mL/杯）の水分摂取 夜間は頭部を挙上して寝る（10〜15 cm） 30 mmHgの弾性ストッキング 食事を少量にして回数を増やす（1日6回） 朝のカフェイン摂取（コーヒーなど） アルコールを避ける 暑い環境を避ける 起床時30秒程度座ってから立ち上がる 適度な運動を行う（20分，3回/週） 長時間の起立を避ける 排便、排尿時のいきみに注意
便秘	適度な水分摂取 適度な運動 野菜など食物繊維の摂取
過活動膀胱	カフェイン摂取を避ける 就寝前に水分摂取を避ける 外出時にはトイレのチェックをしておく
発汗障害	高温多湿な環境を避ける 通気性のよい衣服
流涎（よだれ）	嚥下促進のためにガムやキャンディを

の非薬物療法があるので，まずはそれらを試します．

　薬物治療を表3に示します．薬によっては足がむくんだり，心不全になりやすくなったり，また寝るとむしろ血圧が高くなりすぎてしまうこともあり，頭部をやや挙上して寝たり，寝る前には降圧薬の服用が必要なこともあります．

表3 ● 各種自律神経障害の治療薬

自律神経障害	薬理作用	薬剤
起立性低血圧	循環血液量を増大させ血圧を上げる	フルドロコルチゾン（フロリネフ®），デスモプレシン（デスモプレシン点鼻®）
	血管に作用して血圧を上げる	エチレフリン（エホチール®），メチル硫酸アメジニウム（リズミック®），ミドドリン（メトリジン®），ドロキシドパ（ドプス®），ドンペリドン（ナウゼリン®）
便秘	刺激性下剤	グリセリン浣腸　ビサコジル（テレミンソフト®，コーラック®），ラキソベロン，プルゼニド
	膨張性下剤	ポリカルボフィル（コロネル®）
	浸透圧性塩類下剤	酸化マグネシウム，クエン酸マグネシウム
	浸透圧性電解質配合剤	ポリエチレングリコール（ニフレック®）
	胃腸運動を促進させる（5-HT$_4$刺激薬）	モサプリド（ガスモチン®），大建中湯
過活動膀胱	膀胱に選択的に作用して膀胱の収縮を抑制する	トルテロジン（デトルシトール®）
	膀胱のM3受容体に作用して膀胱の収縮を抑制する	プロピベリン（バップフォー®），ソリフェナシン（ベシケア®），イミダフェナシン（ウリトス®），オキシブチニン（ポラキス®）
流涎	唾液分泌を減らす	臭化イプラトロピウムスプレー（アトロベント®）

消化管症状

症状，原因

　消化管症状には便秘，嘔気，胃内容排出遅延などがありますが，なかでも便秘がよくみられます．便秘では腸の動きが悪くなっていることから，巨大結腸，腸偽閉塞，腸軸捻転，腸穿孔といった生命にかかわるような重い障害につながることもあります．

　便秘の原因は腸管の動きをコントロールしている自律神経の変性ですが，なかには塩酸トリヘキシフェニジル（アーテン®）という抗コリン薬が原因の場合もあります．

　腸管の動きをコントロールする自律神経には，延髄にある迷走神経と仙髄との中枢神経系の支配とそこから独立する腸管神経系があります．迷走神経にレビー小体の出現というパーキンソン病の病理変化が起こってくるころには腸管内神経系でも変性がはじまっています．便秘はパーキンソン病の運動症状発症前の潜在的な診断マーカーとも考えられており，排便回数が1日1回未満の人は，1日2回以上便の出る人と比べて4.5倍パーキンソン病になる危険性が高いとされています．

　他の消化器系の問題としては，胃の動きが遅くなることによる胃内容の排出遅延があり，パーキンソン病治療薬の効果が弱まってしまう可能性があります．また嘔気もみられますが，これはパーキンソン病治療薬であるレボドパ服用でよく起こります．

治療

　まずは表2に示したような非薬物療法が試みられます．パーキンソン病では水分摂取の少ない人ほど便秘が目立つとされ，水分摂取は非常に大切です．

　薬物に関しては，マクロゴール（ニフラック®）という薬が海外のデータでいきみ，便の頻度，硬さの改善がみられ有効とされていますが，大腸の検査前に使う腸管洗浄剤であり，日常的には使いにくい薬です．また便秘の薬は非常に多くの種類があり，どれを使用してもよいのですが，ビサコジル，

5 非運動症状と治療
❺ 自律神経症状

センナ，大黄，さらにはアロエなど刺激性下剤にはアントラキノンという成分が含まれており，長期間服用すると腸粘膜にメラニン色素が沈着して大腸黒皮症になります．大腸黒皮症では大腸の働きが弱まっているともいわれ，長期の使用には注意が必要かもしれません．

排尿障害

症状，原因

便秘と異なり，運動症状発症後に出現する障害で，頻度は 30 〜 60％程度です．一般に排尿障害にはいろいろな原因がありますが，パーキンソン病でもっとも多いのは，膀胱が自分の意思と関係なく勝手に収縮し頻尿や尿もれを引き起こす，過活動膀胱というものです．頻尿，夜間頻尿や，切迫性尿失禁を伴うこともあります．原因は，通常，基底核から排尿を抑えようという命令が出ているのですが，それが障害され尿意をコントロールできないことにあります．

治療

非薬物療法を表 2 に示します．便秘や起立性低血圧の治療で水分摂取を勧めていますが，過活動膀胱には過剰な水分はよくないので，適度なバランスが必要です．薬物治療は抗コリン薬の使用が一般的です．抗コリン薬には副作用に対する注意が必要ですが，最近の過活動膀胱の薬は膀胱に対する選択性が高く，全身への副作用が比較的少ないといわれています．

発汗障害

症状，原因

パーキンソン病の約 60％にみられます．顔や首に大量の汗をかくにもかかわらず，足は逆に乾燥して汗が全然出ない，というのが特徴です．ときに

は大量の発汗をきたし精神的な問題となることもあります．原因はパーキンソン病の自律神経障害に関連したもので，おそらく視床下部の機能障害と考えられています．しかし一般的には薬の効かないオフのときに出現する例と，薬が効きすぎて全身が動いてしまういわゆるピークドーズジスキネジアに伴ってみられる例があることから，運動症状の合併症と捉えることもできます．

治療

運動症状の変動に伴ってみられることから，発汗そのものに対する治療よりは，パーキンソン病治療薬の調整が有効です．オフ時の発汗にはオフ時間短縮を，ジスキネジア出現時の発汗にはジスキネジアの治療を行います．

なお，手掌・足底・脇の下の多汗に対して海外ではボツリヌス注射が有効とされますが，4～6カ月ごとの注射が必要です．

流涎

症状，原因

流涎とはよだれのことです．パーキンソン病の32～74％にみられ，とくに進行例に多くみられます．しかし，さまざまな研究結果からは，パーキンソン病では唾液の量はむしろ同年齢の方と比べて少ないことがわかっています．ではなぜよだれが出るのでしょうか．1番目の原因は嚥下の低下です．唾液の1日分泌量は1～1.5リットルといわれています．そしてその大量の唾液を人間は無意識のうちに呑み込んでいます．しかしパーキンソン病では呑み込みの回数が低下して，口に唾液がたまってしまうのです．そして2番目の原因がパーキンソン病の姿勢です．病気の進行とともに徐々に前かがみで，頚がやや下がった状態の姿勢となってよだれが垂れてしまうのです．流涎のある例の8割近くの方が，それが理由で外出や人と会うのを控えてしまうという研究もあり，その対策は重要です．

治療

　前傾姿勢の改善とガムなどによる嚥下の促進をはかります．薬に関しては抗コリン薬が唾液の量を減らすのでよだれも減ると考えられるのですが，効果よりも副作用に悩まされる可能性があります．口が高度に乾いたり，目のかすみ，記憶障害，便秘，尿がうまく出せなくなるといった症状です．
　海外では，唾液腺へのボツリヌス注射がもっとも有効とされています．

性機能障害

症状，原因

　勃起障害と性欲減退，また逆に性欲亢進がみられます．しかし性欲の亢進についてはパーキンソン病治療薬，特にドパミンアゴニストとの関連が指摘されており，ここでは割愛します．
　勃起障害の原因はパーキンソン病による神経変性や精神的な理由があるようです．わが国では16％の患者でみられたとするデータがあります．性欲減退は女性の方が男性よりもみられますが，自律神経症状というよりもうつ症状との関連があるかもしれません．

治療

　勃起障害に対してはシルデナフィル（バイアグラ®）が唯一の治療薬です．

おわりに
　自律神経障害は運動症状の進行とともにその頻度や程度が増悪し，QOLにも大きな影響を及ぼします．治療には薬物療法と非薬物療法がありますが，自律神経障害を理解し，対策を適切に立てることはQOL改善の観点からも非常に重要です．

● 参考文献

1) Simuni T, Sethi K. Nonmotor manifestations of Parkinson's disease. Ann Neurol. 2008; 64 Suppl 2: S65-80.
2) Mostile G, Jankovic J. Treatment of dysautonomia associated with Parkinson's disease. Parkinsonism Relat Disord. 2009; 15 Suppl 3: S224-32.
3) Seppi K, Weintraub D, Coelho M, et al. The Movement Disorder Society Evidence-Based Medicine Review Update: Treatments for the non-motor symptoms of Parkinson's disease. Mov Disord. 2011; 26 Suppl 3: S42-80.
4) Wood LD, Neumiller JJ, Setter SM, et al. Clinical review of treatment options for select nonmotor symptoms of Parkinson's disease. Am J Geriatr Pharmacother. 2010; 8: 294-315.

〈中村友彦, 祖父江 元〉

⑥ 痛み

はじめに

　James Parkinson がパーキンソン病に関する論文を初めて発表したのは 1817 年のことです．彼はその中で，パーキンソン病にはリウマチ様の痛みが生じること，痛みがパーキンソン病の最初の症状になりうることを述べました．また最近の調査において，痛みはパーキンソン病患者の 12 〜 83％に存在すること，多くのパーキンソン病患者が鎮痛薬を常用していること，パーキンソン病では 3 カ月以上持続する痛みの発症リスクが他の病気よりも 2 倍程度高いことが明らかとなりました．さらに痛みは運動症状以上に生活の質を悪化させる場合もあります．痛みがパーキンソン病の主要な非運動症状であることを認識し，適切な診断と治療を行うことが重要です．

痛みの種類

　痛みを原因別に分類すると，ジストニア性と非ジストニア性の 2 群に分けることができます．ジストニアとは長い持続性の筋収縮の結果起こる異常姿勢・姿位（ジストニア姿勢）と異常な筋収縮によるゆっくりした動き（ジストニア運動）の両者を指す用語で，このような状態に伴う痛みをジストニア性疼痛とよびます．一方，ジストニアとは無関係に起こるものが非ジストニア性疼痛で，筋骨格性疼痛，神経根痛および末梢神経痛，中枢性疼痛，アカシジアに細分類されます．

痛みの特徴 (表1)

ジストニア性疼痛

　パーキンソン病特有の痛みであり，健常者には認められません．パーキンソン病患者が経験する痛みの中でもっとも痛いもののひとつとされており，短いもので数分間，長いものでは数時間も続く場合があります．レボドパ治

表1 ● 痛みの臨床的特徴

	ジストニア性疼痛	非ジストニア性疼痛			
		筋骨格性疼痛	神経根痛・末梢神経痛	中枢性疼痛	アカシジア
性状	・ジストニア姿勢 ・ジストニア運動 ・下肢・足の痛み	・筋痛（こむら返り） ・関節痛 ・肩・腰背部痛	障害された神経根，末梢神経の支配領域の痛み	・痛みの部位が神経根，末梢神経の支配領域と一致しない ・一側性（運動障害優位側） ・灼熱感，ピリピリ感 ・生殖器，口腔内，咽頭痛など	・落ち着かない感覚 ・灼熱感，ピリピリ感，虫が這うような感じ
原因	レボドパ血中濃度異常 ・早朝・オフ期（レボドパ不足） ・オン期（レボドパ過剰）	・無動，筋固縮 ・姿勢異常	・変形性脊椎症（頸椎，腰椎） ・末梢神経障害	・大脳基底核での感覚処理の異常 ・ドパミン，ノルアドレナリン，セロトニン作動ニューロンの障害による痛みの閾値低下	ドパミン欠乏
その他	進行期に多い	五十肩として運動症状に先行することあり	・オン期のジスキネジアで増悪あり ・感覚障害や運動障害を伴うことあり	CTや超音波などの検査をしても異常がみつからない	レボドパ内服時間と一致した変動を示す

療を開始して数年が経過すると，レボドパ血中濃度の安全治療域が狭くなりウェアリングオフが生じてきます．ジストニア性疼痛はレボドパ血中濃度が安全治療域以下に低下した場合や安全治療域以上に上昇した場合にみられ，パーキンソン病の進行期に経験されることが多いです（図1）．レボドパ血中濃度が安全治療域以下に低下するオフ期（早朝やレボドパ内服の前後1時間程度）に起こるものと（図2），レボドパ血中濃度が安全治療域以上に上昇するオン期にジスキネジアに付随して起こるものが一般的ですが，レボ

図1 レボドパ血中濃度の変動とジストニア性疼痛の関係

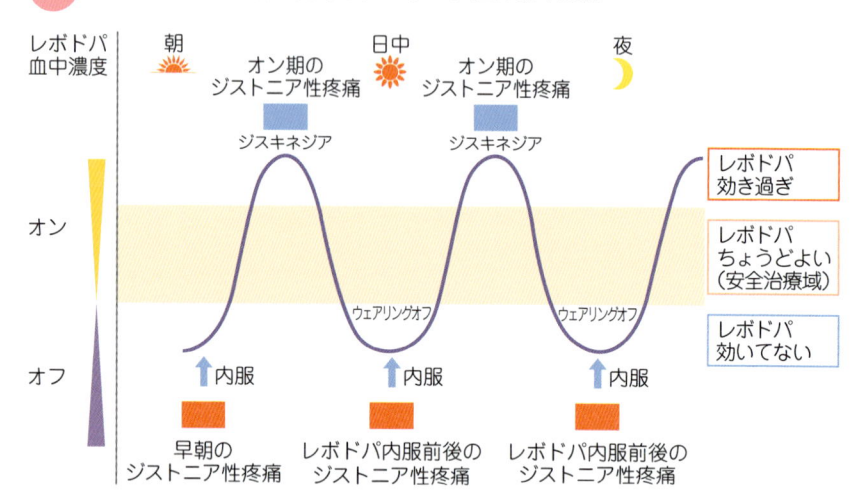

図2 早朝にみられたジストニア（山本光利先生のご好意により掲載）

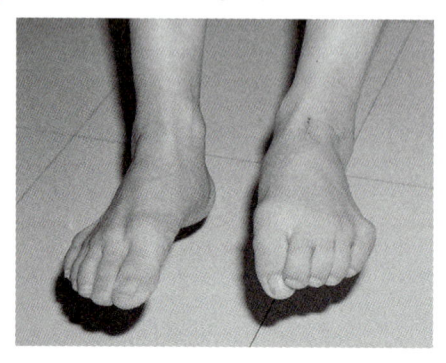

ドパの効き始めや切れ始めに生じる場合もあります．さらにパーキンソン病の最初の症状として足の指にみられるもの，オフ期にジストニアを伴わず痛みだけを自覚するようなものも知られています．

非ジストニア性疼痛

このタイプの痛みは，パーキンソン病と健常者で同程度の頻度でみられます．

● 筋骨格性疼痛

パーキンソン病の痛みの中でもっとも多いとされ，うずくような痛み，こむら返り，関節痛などが含まれます．この中では特にこむら返りが多いとされます．パーキンソン病の筋固縮や無動がもたらす四肢・関節の可動性の低下，姿勢異常，四肢の動きのこわばり，歩行のぎこちなさが原因となるので，動きの悪くなるオフ期によくみられます．こむら返りや締め付けるような痛みは一般に首，腕，背筋，腓腹筋にみられ，関節痛は肩・股・膝・足首の関節に多く認められます．パーキンソン病にみられる五十肩や肩こりは，筋固縮による上肢の運動制限が肩関節の硬直をまねいた結果であり，パーキンソン病の最初の症状となる場合もあります．

● 神経根痛および末梢神経痛

障害のある神経根や末梢神経に由来する痛みと不快感です．神経内科や整形外科での診察，MRI検査，筋電図検査から，頸椎や腰椎の変形，ヘルニアによる神経根の圧迫や手首や肘における末梢神経の圧迫が証明されます．痛み以外に感覚障害（冷え，しびれ，チクチク感）や運動障害を伴うことがあります．動きのよいオン期と動きの悪いオフ期のいずれにも同じように認められます．

● 中枢性疼痛

大脳基底核での感覚処理の異常やドパミン，ノルアドレナリン，セロトニン作動ニューロンの障害により痛みを感じやすくなることが原因と考えられ

ています．ジストニアや筋骨格性疼痛では説明できない痛みであり，神経根や末梢神経の支配領域とはまったく関係なく起こります．奇妙な説明困難な感覚，すなわち「突き刺すような」，「燃えるような」，「火傷のような」，「虫が這うような」と表現される感覚異常を呈します．まれに，痛みが顔，頭，咽頭，心窩部，腹部，骨盤，直腸，性器に起こる場合もあります．この痛みは「過酷」，「強迫的」，「悲惨」と表現されるもので，他の症状が見劣りするほど高度な場合もあります．中枢性疼痛もパーキンソン病の最初の症状となることがあります．

● **アカシジア**

じっとしていることができず，絶えず動かずにはいられないような状態，落ち着きのなさをいいます．灼熱感やピリピリ感，虫の這うような感じを伴うことがあり，他の痛みとは少し異なった不快な感覚です．程度が強いこともあり，その場合は座っていること，車を運転すること，会合に参加することが困難になります．ドパミン欠乏から起こるとされ，レボドパ内服時間と一致した症状の変動を示します．

痛みの起こりやすい部位

痛みは全身に起こりますが，パーキンソン病では健常者と比べ下肢や足，背部，肩に痛みが多くみられます．ジストニア性疼痛や神経根痛は下肢や足に多いですが，筋骨格性疼痛は肩と背部によくみられます．パーキンソン病患者の26％程度はジストニア性疼痛と筋骨格性疼痛の両方を有しますが，その場合，ジストニア性疼痛は下肢・足に，筋骨格性疼痛は背部および下肢・足に多く認められます．パーキンソン病では，運動障害の程度は左右非対称性であり，痛みは運動障害の高度な側にみられることが一般的です．しかし，一部の例は両側性の痛み，頭部や体幹の痛み，運動障害の高度な側と反対側の痛みを示します．

痛みの経過（図3）

　パーキンソン病患者の11〜20%程度は三大症状（振戦，筋固縮，無動）の発症前からすでに痛みを自覚しており，初診時には15%の患者が痛みを有しています．さらに痛みはパーキンソン病の経過が長くなるにつれ悪化します．したがって痛みはパーキンソン病の全経過を通して認められますが，痛みの質は経過とともに変化していきます．すなわち早期には肩こりや頸部の硬直から起こる背部痛や頸部痛，むずむず脚症候群やジストニアから起こる下肢痛がみられます．進行期になるとレボドパ血中濃度の変動と関連したジスキネジア・アカシジア・ジストニアによる痛みや神経根・筋骨格の異常から起こる痛みが増加します．

図3　痛みの出現時期と経過

全経過（発症前〜進行期）

中枢性疼痛
- 痛い，ひりひり，突き刺す，うずく，かゆい，ちくちく
- 漠然とした，特異な部位の痛み
- ぼんやりした全般的な緊張感，不快感

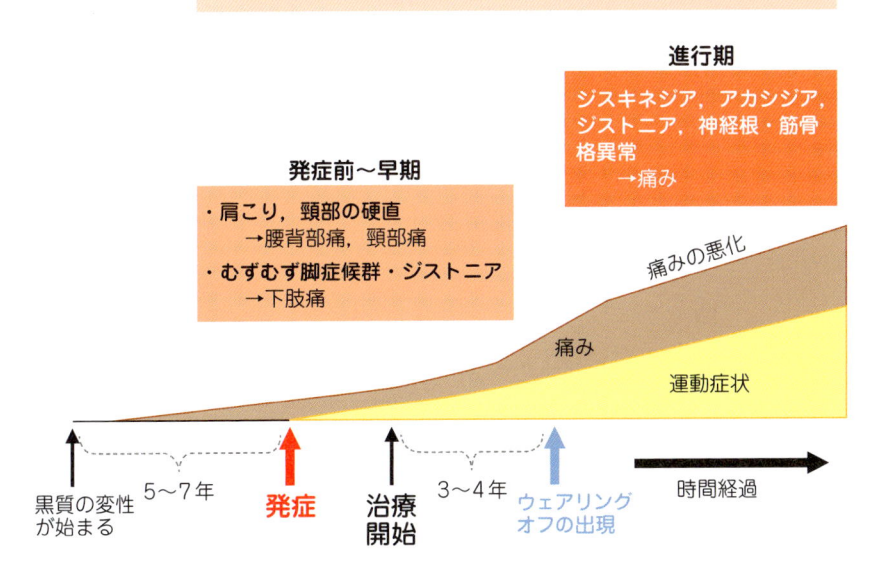

進行期

ジスキネジア，アカシジア，ジストニア，神経根・筋骨格異常
→痛み

発症前〜早期

- 肩こり，頸部の硬直
  →腰背部痛，頸部痛
- むずむず脚症候群・ジストニア
  →下肢痛

痛みの悪化
痛み
運動症状

黒質の変性が始まる — 5〜7年 — 発症 — 治療開始 — 3〜4年 — ウェアリングオフの出現 — 時間経過

痛みの治療

　痛みを起こす原因は痛みの種類によって異なるため，痛みの種類に合わせた適切な治療が必要になります．また，パーキンソン病にしばしばみられるうつ症状は，痛みを引き起こす危険因子になるだけでなく，痛みを難治性にする要因でもあります．したがってうつ症状に対する適切な対策も常に必要です．病因別の治療を以下に述べます．

● ジストニア性疼痛

　レボドパ血中濃度の変動を是正することが治療の基本になります．まず，早朝に起こるジストニア性疼痛は，軽症から中等症であれば体を動かすことやレボドパの早朝内服によって改善します．重症例には数分で効果が発揮されるアポモルヒネ（アポカイン®）の自己注射が選択肢になります．次に，日中のウェアリングオフに関連した痛みに対しては，オフ時間の短縮を図ることが重要となります．パーキンソン病治療ガイドライン2011に従い，レボドパの頻回分割，COMT阻害薬（コムタン®）やMAO-B阻害薬（エフピー®）の併用，ゾニサミド（トレリーフ®）の併用が試みられます．また，長時間作動性のドパミン受容体刺激薬（ミラペックス®，レキップ®CR，ニュープロ®パッチ），アポモルヒネ（アポカイン®），非ドパミン系の作用を有するイストラデフィリン（ノウリアスト®）の効果も期待されます．ジストニアが一部の筋に限局する場合はボツリヌス毒素（ボトックス®）が有効です．さらに手術療法（視床下核刺激術や淡蒼球内節刺激術）もジストニアに対し有効とされています．

● 筋骨格性疼痛

　痛みの原因が主に筋固縮に由来する場合には，レボドパを中心にした内服およびリハビリ（理学療法，運動療法）が有効です．リハビリは拘縮や姿勢異常などの筋骨格障害を予防するためにも重要となります．また，リウマチ性疾患や整形外科的疾患を合併している場合には，リハビリに加え，非ステロイド性抗炎症薬や鎮痛薬の併用が試みられます．

● **神経根痛および末梢神経痛**

使い過ぎを避けること，姿勢の矯正，リハビリが主に行われますが，神経根や末梢神経の圧迫が高度の場合は手術による除圧が必要です．

● **中枢性疼痛**

ドパミンが痛みを感じにくくすること，パーキンソン病患者ではレボドパ投与が大脳の侵害受容領域の過活動を抑制することから，レボドパやドパミン受容体刺激薬の鎮痛効果が期待されます．しかしレボドパは無効との報告もあり，現状では神経因性疼痛の治療に準じてカルバマゼピン（テグレトール®）やガバペンチン（ガバペン®）などの抗てんかん薬，アミトリプチリン（トリプタノール®）やデュロキセチン（サインバルタ®）などの抗うつ薬，オピオイドなどが用いられています．また手術療法（視床下核刺激術）は運動症状だけでなく，非運動症状（特に疼痛としびれ）に対しても有効と報告されています．

● **アカシジア**

アカシジアは多くの場合，レボドパ血中濃度の変動と関連して起こります．したがってレボドパやドパミン受容体刺激薬の追加内服が有効です．

おわりに

パーキンソン病の痛みの原因は非常に多岐にわたり，1人の患者に複数の原因があることも珍しくありません．特に高齢者はしばしば頸椎や腰椎の変形，膝関節症などを有しています．これらの異常は痛みの直接的な原因となりえますし，そのような異常による痛みがパーキンソン病によって間接的に増強される場合もあります．さらにはパーキンソン病が痛みの直接的な原因となることもあります．しかし，それらを明確に区別することは非常に難しいことです．したがって痛みを起こす可能性のある病気を治療しながら，オフに関連した痛みを軽減すべく抗パーキンソン薬の調整を行い，必要に応じて抗うつ薬などの薬剤やリハビリを併用していくことが現実的と思われます．

● 参考文献

1) 山本光利. パーキンソン病と五十肩. In: 山本光利, 編. パーキンソン病―臨床の諸問題. 東京: 中外医学社; 2006. p.169-72.
2) Ford B. Pain in Parkinson's disease. Mov Disord. 2010; 25 Suppl 1: S98-S103.
3) 出口一志. パーキンソン病と感覚障害. In: 山本光利, 編. パーキンソン病―臨床の諸問題 2. 東京: 中外医学社; 2011. p.248-60.
4) 髙橋一司. 感覚障害・痛み. Clin Neurosci. 2011; 29: 546-9.
5) 吉井文均. パーキンソン病の痛みと感覚異常. Brain Nerve. 2012: 64; 364-72.
6) Fil A, Cano-de-la-Cuerda R, Muñoz-Hellín E, et al. Pain in Parkinson disease: a review of the literature. Parkinsonism Relat Disord. 2013; 19: 285-94.

〈出口一志〉

6 病期と治療方法

1 薬物療法（レボドパ/ドパミンアゴニスト）

はじめに

　1817 年にジェームス・パーキンソン博士がパーキンソン病を発見し，1880 年にフランスの神経学者であるジャン＝マルタン・シャルコー博士によって再評価され『パーキンソン病』と名付けられたのがパーキンソン病の歴史の始まりです．以来，その病態解明のため多くの研究がなされ，1900 年代半ば以降パーキンソン病の研究は大きな進歩を遂げました．

　1960 年に，パーキンソン病の原因は脳内のドパミン神経の変性・脱落によるドパミン不足であることがわかりました．以後，パーキンソン病治療は進歩を続け，多くの薬剤が開発されたことから，今日では個々の患者の症状に合わせた細やかな薬物治療が可能となりました．

レボドパ

レボドパ治療の歴史

　パーキンソン病の脳内でドパミンが低下していることが発見されたことから，脳内で不足しているドパミンを補充する治療の開発が始まりました．レボドパは，脳内でドパミンに変化し作用する物質として開発されました．そもそも，なぜドパミンではなくてレボドパなのかという理由は，服用された薬が脳内に入って作用するためには，血液脳関門を通過しなければなりませんが，ドパミン自体はその性質からこれを通過できず，レボドパはこの関門を通過することができたからです．1967年，パーキンソン病の運動症状に対するレボドパ大量療法の劇的な効果が報告されました．以来，レボドパによるドパミン補充療法は現在に至るまでパーキンソン病薬物治療の中心となり，病気の重症化や患者の死亡率の低下をもたらし，パーキンソン病患者の予後を大きく変化させたのです．

レボドパの長所

　パーキンソン病の運動症状に対するレボドパの効果は絶大で，ほぼ100％に近い患者で何らかの運動症状の改善が得られます．他の治療薬と比較しても効果面でレボドパに勝る治療薬はないといえます．さらに，副作用が少ないところもレボドパの利点で，とくに幻覚などの精神症状も出現しにくいことから，他の薬が投与しにくい患者にも投与可能です．

レボドパの代謝と末梢性ドパ脱炭酸酵素阻害薬配合錠

　レボドパはパーキンソン病の運動症状を劇的に改善させますが，大量に服用しなければ効果が得られませんでした．これはレボドパが服用後，小腸で血液中に吸収され体内を循環して脳にたどりつくまでの間に，9割以上が分解され効力を失ってしまうからです．したがって脳内に十分な量が届くためには，大量に服用しなければならず，そのため悪心，嘔吐など消化器症状の副作用が問題となりました．そこで，このレボドパの薬物動態の特徴を考

表 1 ● レボドパ含有製剤

	製剤名
レボドパ単剤	ドパストン® ドパゾール® ドパール®
レボドパ・カルビドパ （10：1）配合剤	ネオドパストン® メネシット®
レボドパ・ベンセラジド （4：1）配合剤	イーシー・ドパール® ネオドパゾール® マドパー®

慮し，効率よく脳内に運ぶための対策として，レボドパを分解してしまう酵素である末梢性ドパ脱炭酸酵素を阻害する薬剤を配合した薬が開発されました．以後，この配合錠の使用が主流となり，少ない投与量で脳内に効率的に移行させる治療が可能になったことから，消化器症状の副作用も軽減され，レボドパの有用性はますます増大したのです．

末梢性ドパ脱炭酸酵素阻害薬は，わが国では，カルビドパとベンセラジドの2種類があり，レボドパとの配合の割合は，前者では10：1，後者は4：1と違いがあります．この配合比の差によりレボドパ血中濃度の推移にも差が生じるため，両者の作用の仕方に違いがあることから，症状に合わせて選択する必要があります．表1にレボドパ製剤の一覧を示します．

レボドパの吸収と食事

レボドパは，タンパク質を構成するアミノ酸と同じ構造であるため，食事で大量のタンパク質を摂取した後に服用すると，食物中のタンパク質が分解されて生じるアミノ酸と競い合って吸収されるため，レボドパの吸収が悪くなる場合があります．この対策として，活動量の多い日中にはレボドパの吸収をよくするためにタンパク質の摂取を控え，夕食時に必要なタンパク質を摂取する方法が有用な場合があります．また，レボドパを食前に内服すると，

食事によるタンパク質の影響を受けないうえに，胃から吸収部位である小腸への移動時間が短くなることから吸収が速まり，食後に服用するより速く効果が出現します．これは，患者によっては有用な場合がありますが，効果持続時間が短くなることもあり，症状に合わせて服用のしかたを工夫する必要があります．

レボドパの問題点

　レボドパは，血中半減期が約1時間と極端に短いという特性があり，これにより，長期にわたり安定した効果が得られないという欠点があります．それでもパーキンソン病の発症早期には，残存しているドパミン神経の力でレボドパの効果を安定させることが可能ですが，病気になり長期間経過すると，残存するドパミン神経の数も徐々に減少するため，レボドパの効果が不安定になり，それと並行して運動症状の改善度が変動してしまいます．こういった症状は運動合併症とよばれ，進行期パーキンソン病治療を難しくさせているのです．

レボドパ治療の将来

　前述したように，レボドパの最大の問題点は血中半減期が短いことですが，これ自体はレボドパの性質で変えることはできません．この欠点を解決するためには，レボドパの投与方法を工夫する必要があります．海外では，レボドパを小腸に留置したチューブから持続的に投与する方法も実際に行われていますが，チューブを留置する手術が必要であることや，薬を注入するポンプを携帯しなければならないなど，誰にでも簡単にできる方法ではありません．現在，海外ではレボドパの徐放錠（薬が徐々に溶け出すことにより血液の中に徐々に吸収されるよう工夫された錠剤）の開発が進んでおり，今後期待されるところです．

ドパミンアゴニスト

パーキンソン病治療薬の進歩とドパミンアゴニスト

　パーキンソン病の薬物治療は，レボドパによるドパミン補充療法導入後50年の間に目覚ましい進歩を遂げ，作用機序の異なる種々な薬が開発されました．なかでもその後のパーキンソン病治療に大きな影響を与えたのはドパミンアゴニストの出現です．ドパミンアゴニストは，脳内でドパミンと同様にドパミン受容体に作用して効果を示す薬の総称であり，1974年に最初のドパミンアゴニスト製剤であるブロモクリプチン（パーロデル®）のパーキンソン病に対する有効性が報告されて以来，レボドパと並ぶパーキンソン病治療薬に位置づけられ，次々と新しいドパミンアゴニストが開発されました．

　現在，ドパミンアゴニストは，その性質から麦角系と非麦角系に大別されます．1994年には同じ麦角系ドパミンアゴニストのペルゴリド（ペルマックス®），そして1996年に非麦角系ドパミンアゴニストのタリペキソール（ドミン®），1999年にカベルゴリン（カバサール®）が使用可能となりました．2002年以降は非麦角系ドパミンアゴニストのプラミペキソール（ビ・シフロール®，ミラペックスLA®），ロピニロール（レキップ®，レキップCR®），ロチゴチン（ニュープロパッチ®）が発売され7種類が使用可能となり，ドパミンアゴニスト全盛時代となり治療の選択の幅が拡がりました．表2にドパミンアゴニストの一覧を示します．

ドパミンアゴニストの長所

　レボドパと比較したドパミンアゴニストの長所は，血中濃度が安定していることです．ドパミンアゴニストの血中半減期は，短いものでも3時間，長いものになると40時間を超えるものもあります．これにより，1日1～3回の内服でも脳内に安定して供給され，長期にわたり安定した症状改善効果が得られることから，ドパミンアゴニストの使用に問題がある場合を除き，ドパミンアゴニストで治療が開始されます．近年，徐放錠や貼付剤が発売され，より安定した効果が期待できるようになっています．

表2 ● ドパミンアゴニスト

ドパミンアゴニスト （製剤名）	構造	剤型	用法用量	半減期 （時間）
ブロモクリプチン （パーロデル®）	麦角	2.5mg 錠	15〜22.5mg 1日3回	3
ペルゴリド （ペルマックス®）	麦角	50μg 錠 250μg 錠	750〜1250μg 1日3回	27
カベルゴリン （カバサール®）	麦角	0.25mg 錠 1mg 錠	2〜3mg 1日1回	43
タリペキソール （ドミン®）	非麦角	0.4mg 錠	1.2〜3.6mg 1日3回	5
プラミペキソール （ビ・シフロール®， ミラペックス LA®）	非麦角	0.125mg 錠 0.5mg 錠	1.5〜4.5mg 1日3回	7
ロピニロール （レキップ®， レキップ CR®）	非麦角	0.25mg 錠 1mg 錠 2mg 錠	3〜9mg 1日3回	5
ロチゴチン （ニュープロパッチ®）	非麦角	2.25mg 4.5mg 9.0mg 13.5mg	9〜36mg 1日1回貼布	5

ドパミンアゴニストの短所

　パーキンソン病治療においては，高齢者（一般に 70〜75 歳以上）および認知機能障害の合併がある場合は，ドパミンアゴニストではなくレボドパで治療を開始することが推奨されています．この理由は，レボドパに比較するとドパミンアゴニストは副作用の頻度が多く，特に高齢者や認知機能障害合併患者では，幻覚などの精神症状が出現しやすいからです．精神症状は，運動症状以上に患者や介護者の QOL（生活の質）に影響を与えることから，可能な限りその出現は避けなければなりません．

麦角系と非麦角系

　2002年以降海外で麦角系ドパミンアゴニストによる心臓弁膜症の合併が相次いで報告されました．これは，麦角系ドパミンアゴニストに含まれる麦角アルカロイドという構造に，心臓の弁など人間の組織を線維化して硬くしてしまう性質があるためです．心臓の弁は，本来柔軟でなければなりませんが，硬くなってしまうことにより機能を失い心不全症状を引き起こします．心臓弁膜症の出現は，麦角系ドパミンアゴニストを長期に高用量内服することにより出現しやすくなり，麦角系ドパミンアゴニストの内服を中止することにより改善することが報告されています．

　海外での報告後，国内でも麦角系ドパミンアゴニストによる心臓弁膜症の問題が注目されるようになり，2007年には，ドパミンアゴニストで治療を開始する場合の第一選択は非麦角系ドパミンアゴニストとする方針がとられました．しかし，日本では海外に比べ一般に投与量が少ないことから，海外ほど頻度は多くないと考えられます．

　一方で，非麦角系アゴニストについては，日中の過度の眠気や突発的睡眠の頻度が多いことが報告されています．これにより，高所での作業や重機を扱う作業に従事する患者，また，タクシーやバスの運転など車の運転を職業とする患者では非麦角系ドパミンアゴニストの使用が難しくなります．何らかの理由で麦角系アゴニストを使用する場合は，心エコー検査による心臓弁膜症の評価を定期的に行うことが望ましいです．

おわりに

　レボドパ治療の出現後，パーキンソン病治療はめざましい進歩を遂げました．今日では使用可能な薬も多岐にわたり，その治療の幅がひろがっています．しかしパーキンソン病の薬物治療の中心は，レボドパとドパミンアゴニストが二本柱であり，この2つを中心に他の薬剤を組み合わせて治療していくことになります．その際，もっとも重要なのは，個々の患者の年齢・職業・生活環境や社会背景を考慮して処方を組み立てていくことです．

● 参考文献

1) Cotzias GC, Van Woert MH, Schiffer LM. Aromatic amino acids and modification of parkinsonism. N Engl J Med. 1967; 276: 374-9.
2) Bianchine JR, Messiha FS, Hsu TH. Peripheral aromatic L-amino acids decarboxylase inhibitor in parkinsonism. II. Effect on metabolism of L-2-^{14}C-dopa. Clin Pharmacol Ther. 1972; 13: 584-94.
3) Ahlskog JE, Muenter MD. Frequency of levodopa-related dyskinesias and motor fluctuations as estimated from the cumulative literature. Mov Disord. 2001; 16: 448-58.
4) Calne DB, Teychenne PF, Claveria LE, et al. Bromocriptine in Parkinsonism. Br Med J. 1974; 4: 442-4.
5) 日本神経学会, 監修.「パーキンソン病治療ガイドライン」作成委員会, 編. パーキンソン病治療ガイドライン 2011. 東京: 医学書院: 2011.
6) Horvath J, Fross RD, Kleiner-Fisman G, et al. Severe multivalvular heart disease: a new complication of the ergot derivative dopamine agonists. Mov Disord. 2004; 19: 656-62.
7) Yamamoto M, Uesugi T, Nakayama T. Dopamine agonists and cardiac valvulopathy in Parkinson disease: a case-control study. Neurology. 2006 ; 67: 1225-9.
8) Etminan M, Samii A, Takkouche B, et al. Increased risk of somnolence with the new dopamine agonists in patients with Parkinson's disease: a meta-analysis of randomised controlled trials. Drug Saf. 2001; 24: 863-8.

〈大塚千久美〉

2 薬物療法（その他の薬剤）

はじめに

　パーキンソン病の治療には，前項のレボドパとドパミンアゴニストが中心的な役割を果たしていますが，その他にも多くの治療薬が用いられます（表1）．現在，わが国で使用できる薬剤として，モノアミン酸化酵素B型（MAO-B）阻害薬，カテコール-O-メチル基転移酵素（COMT）阻害薬，塩酸アマンタジン，抗コリン薬，ドロキシドパ，ゾニサミド，アデノシンA2A受容体拮抗薬があります．これらの薬剤は，レボドパもしくはドパミンアゴニストで治療を開始し，さらなる症状の改善を期待して，その補助薬として用いられるのが一般的です．これらは補助薬ではありますが，抗パーキンソン病薬全般の注意点として，急激な内服の減量や中止により，悪性症候群（高熱，意識障害，高度の筋硬直，不随意運動，血清CK上昇など）をきたす恐れがあるため，患者が自己判断で薬剤の減量や中止をすることは非常に危険です．

表1 ● その他の薬剤一覧

種類	代表薬の一般名	代表薬の商品名
MAO-B阻害薬	セレギリン	エフピー®
COMT阻害薬	エンタカポン	コムタン®
塩酸アマンタジン	アマンタジン塩酸塩	シンメトレル®
抗コリン薬	トリヘキシフェニジル塩酸塩	アーテン®
ドロキシドパ	ドロキシドパ	ドプス®
ゾニサミド	ゾニサミド	トレリーフ®
アデノシンA2A受容体拮抗薬	イストラデフィリン	ノウリアスト®

薬剤の投与量は，必ず主治医と相談して決めるよう指導する必要があります．以下にそれぞれの薬剤について説明します．

MAO-B 阻害薬（セレギリン：エフピー®）

　脳内でドパミンは MAO-B によって分解されます（図1）．セレギリンはこの MAO-B の働きを抑えることにより，ドパミンの脳内での分解を抑え，その濃度を上げることにより，パーキンソン病の症状を改善させる作用をもちます．セレギリンは単独で用いた場合，振戦，無動，筋固縮などの運動症状を改善し，レボドパ投与の開始を遅らせることができるため，病初期から使用されています．また，レボドパと併用した場合，レボドパを単独で使用するよりも運動症状を改善し，レボドパの使用量を抑えることができます．さらに，セレギリンは症状の日内変動（ウェアリングオフ現象：次の内服をする前にレボドパの効果が切れてしまう現象）におけるオフ期の重症度・割合を改善させ，すくみ足などの歩行障害，うつ，日中の眠気などに対して有効な場合もあります．副作用として，悪心や食欲不振などの消化器症状やめ

図1　レボドパの代謝

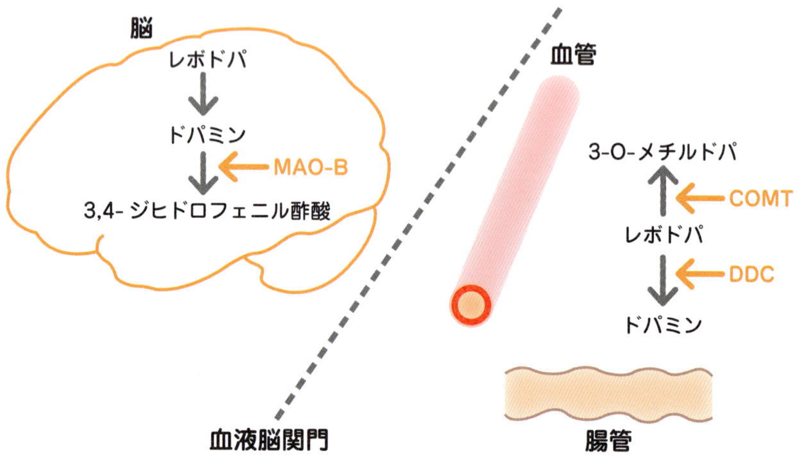

まい，倦怠感，集中力や注意力の低下などを認めることがあります．注意すべき副作用として，幻覚・妄想などの精神症状やジスキネジア（薬の効果が最も高いときや最も低いとき，もしくは薬の効果が現れ始めるときや切れ始めるときなどにクネクネとした体の動きが出る現象）を悪化させることがあります．これらは病状が進行すると出現しやすくなり，ジスキネジアや認知症がある場合は使用しにくくなります．また，セレギリンは一緒に服用できない薬剤が多いことにも注意が必要です．抗うつ薬としてよく用いられる三環系抗うつ薬（アミトリプチリン：トリプタノール®など），選択的セロトニン再取り込み阻害薬（SSRI）（パロキセチン：パキシル®，セルトラリン：ジェイゾロフト®など），セロトニン・ノルアドレナリン再取り込み阻害薬（SNRI）（ミルナシプラン：トレドミン®，デュロキセチン：サインバルタ®など）は併用禁忌です．その他，薬剤代謝酵素であるチトクローム P-450 2D6 および 3A4 の阻害作用を有する製剤（シメチジン：タガメット®，ハロペリドール：セレネース®，クラリスロマイシン：クラリス®などのマクロライド系抗生物質，クロトリマゾール：エンペシド®などの抗真菌薬，ベラパミル：ワソラン®，ジルチアゼム：ヘルベッサー®など）は併用に注意が必要です．

COMT 阻害薬（エンタカポン：コムタン®）

　前述のように，脳内でドパミンは MAO-B により分解されますが，レボドパが消化管から吸収され脳に至るまでの血中や腸管などでは，ドパ脱炭酸酵素（DDC）によって分解されてしまいます．そのため，レボドパだけの投与では薬剤が脳に到達するまでに分解されてしまい，薬剤として効果を示すのに必要な量のレボドパが脳へ届きません．そこで，現在使用されているレボドパ製剤は DDC の働きを妨げる DDC 阻害薬との合剤になっており，血中などでレボドパが分解されにくいように工夫されています．しかし，DDC 阻害薬を使用した場合，レボドパを分解するもう 1 つの系である COMT によりレボドパが代謝されてしまいます（図 1）．そこで，この COMT の働きを妨げる COMT 阻害薬を投与することにより，血中などでレ

ボドパが分解されることを防ぎ，脳へ到達するレボドパの量を増やすことにより，その働きを増強することができます．そのため，COMT 阻害薬単独では抗パーキンソン病薬としての作用をもたず，レボドパと一緒に服用することにより，はじめてその薬効を示すことができます．エンタカポンの投与により，ウェアリングオフ現象に対してオン時間の延長効果が認められているため，ウェアリングオフ現象の出現している進行期に用いられるのが一般的です．副作用として，レボドパ濃度の上昇により，ジスキネジアや幻覚などの精神症状，悪心，眠気などを生じることがあります．また，尿が赤褐色に着色することもありますが無害であるため，特別な処置は必要としません．併用注意薬としてワルファリン（ワーファリン®）の作用を増強させることが報告されています．

ゾニサミド：トレリーフ®

　ゾニサミドは抗てんかん薬として開発されましたが，偶然パーキンソン病にも効果があることがみいだされました．抗てんかん薬としての作用機序は脳内の電位依存性 Na チャネル，T 型 Ca チャネルの働きを妨げることによりますが，抗パーキンソン病薬としての作用機序は十分解明されていません．現在考えられている作用機序としてドパミン合成促進作用，前述の MAO-B 阻害作用，さらにドパミン作動性神経以外の作用としてオピオイド受容体のδ受容体にも影響を与えているとされています．ゾニサミドはパーキンソン病の各種運動症状を改善させますが，振戦にもっとも効果が高く，ウェアリングオフ現象の改善も認めます．副作用として，眠気や気力低下，幻覚などの精神症状，悪心や食欲減退などの消化器症状を認めることがあります．また，発汗が減少し体温上昇をきたす可能性があるため，特に夏場での体温上昇に注意が必要です．併用注意薬として抗てんかん薬（フェニトイン：アレビアチン®，カルバマゼピン：テグレトール® など），三環系抗うつ薬（アミトリプリン：トリプタノール® など）などがあります．また，抗てんかん薬のエクセグラン® はトレリーフ® と同じく一般名はゾニサミドですが，保険診療上てんかんに対してのみ用いることができます．

アマンタジン塩酸塩：シンメトレル®

　当初はA型インフルエンザに対する治療薬として開発されましたが，偶然パーキンソン病に対して効果を認めることがみいだされた薬剤です．アマンタジンの抗パーキンソン病薬としての作用機序は十分に解明されていませんが，動物試験においてドパミンの放出促進作用，合成促進作用などが認められています．アマンタジン投与により，病初期の振戦や固縮，無動などに対して効果を認めますが，その症状改善率は必ずしも高くなく，無効例も確認されています．近年では，これらの運動症状に対する効果よりも，病後期に出現するレボドパ誘発性のジスキネジアに対する治療薬として使用される頻度が増えています．

　アマンタジンはパーキンソン病の運動症状を増悪させることなく，ジスキネジアを抑制することができます．しかし，その効果は8カ月程度しか続かないとされ，効果を認める間に他の治療を考慮する必要があります．副作用として，悪心や食欲不振，幻覚などの精神症状，不眠などの睡眠障害，下肢の網状皮斑などを認めることがあります．

抗コリン薬（トリヘキシフェニジル塩酸塩：アーテン®）

　一般に，健常者の線条体ではドパミンを伝達物質とするドパミン作動性神経とアセチルコリンを伝達物質とするコリン作動性神経の両者がバランスを保って機能していますが，パーキンソン病ではドパミン作動性神経の働きが減弱しているため，相対的にコリン作動性神経の働きが過剰になっています．そこで，アセチルコリンの働きを減弱させる抗コリン薬を投与することによりコリン作動性神経の働きを抑え，両者のバランスを是正し症状を緩和させます（図2）．抗コリン薬は特に振戦に対して高い有効性をもちます．副作用として，幻覚などの精神症状や眠気，認知機能低下などを認めることがあります．特に認知症を伴うパーキンソン病や高齢者ではこれらの副作用が生じやすいので投与を控えることが多くなっています．その他，口渇や便秘，

図2 ドパミン作動神経とコリン作動神経のバランス

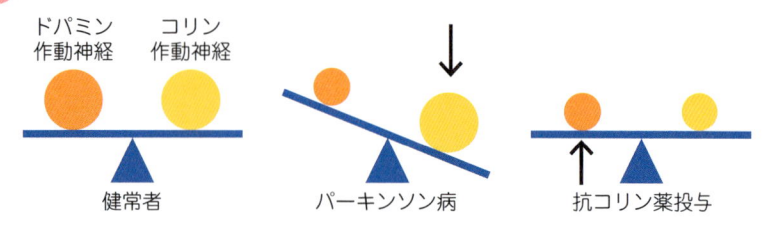

ドパミン作動神経　コリン作動神経
健常者　　パーキンソン病　　抗コリン薬投与

尿閉，かすみ目などが認められ，特に緑内障には投与禁忌，前立腺肥大症には慎重投与となっているため注意が必要です．

ドロキシドパ：ドプス®

　パーキンソン病ではドパミン以外にもさまざまな神経伝達物質の機能障害が認められており，神経伝達物質の1つであるノルエピネフリンの機能障害も認められます．ノルエピネフリンの機能が障害されることにより，すくみや無動などの症状が生じているという仮説があり，ノルエピネフリンを補充する薬剤として，その前駆物質であるドロキシドパが開発されました．そのためドロキシドパは主にすくみに対して用いられています．また，ノルエピネフリンは交感神経を活性化することにより血圧を上昇させる作用をもち，進行期のパーキンソン病で認められる起立性低血圧の治療薬としても用いられます．しかし，過度の血圧上昇は副作用となるため内服時には血圧に注意が必要です．他の副作用として動悸などの交感神経刺激症状，悪心などの消化器症状を認めることがあります．併用注意薬として，高血圧に使用されるα1-受容体遮断薬（ドキサゾシン：カルデナリン®など）はドロキシドパの作用を減弱してしまう恐れがあります．

アデノシンA2A受容体拮抗薬（イストラデフィリン：ノウリアスト®）

　間接経路において，ドパミンはその下流にあるGABAを分泌する神経の

働きを抑制しています．パーキンソン病ではドパミンが減少しているため，GABA神経が異常に興奮してしまい運動機能を低下させる要因の一つとなっています．このGABA神経はアデノシンA2A受容体からの刺激により興奮することが判明しており，この働きを抑えることで，GABA神経の過剰興奮を抑制し，神経活動を正常化させることができると考えられています．このようにアデノシンA2A受容体阻害薬であるイストラデフィリンは，ドパミン神経系を介しない，まったく新しいタイプの薬剤であり，ウェアリングオフ現象に対してオフ時間の短縮が認められています．副作用としては他の内服と同様に，幻視や幻覚などが報告されています．

おわりに

　レボドパやドパミンアゴニストをはじめ，上記のような多種多様な治療薬が使用可能となり，以前では考えられなかったほどパーキンソン病に対する治療の選択肢は広がり，コントロールも良好となりましたが，進行期の運動合併症や非運動症状の問題はいまだ十分に満足できるレベルの治療がないのが現状です．今後，これらを解決できるような新薬が開発されることが期待されています．

● 参考文献

1) Ives NJ, Stowe RL, Marro J, et al. Monoamine oxidase type B inhibitors in early Parkinson's disease: meta-analysis of 17 randomised trials involving 3525 patients. BMJ. 2004; 329: 593.
2) Shoulson I, Oakes D, Fahn S, et al. Impact of sustained deprenyl(selegiline) in levodopa-treated Parkinson's disease: a randomized placebo-controlled extension of the deprenyl and tocopherol antioxidative therapy of parkinsonism trial. Ann Neurol. 2002; 51: 604-12.
3) Rinne UK, Larsen JP, Siden A, et al. Entacapone enhances the response to levodopa in parkinsonian patients with motor fluctuations. Nomecomt Study Group . Neurology. 1998; 51: 1309-14.
4) Mizuno Y, Kanazawa I, Kuno S, et al. Placebo-controlld, double-blind dose-finding study of entacapone in fluctuating parkinsonian patients. Mov Disord. 2007; 22: 75-80.
5) Murata M, Hasegawa K, Kanazawa I, et al. Zonisamide improves motor function in Parkinson disease: a randomized, double-blind study. Neurology. 2007; 68: 45-50.
6) Verhagen Metman L, Del Dotto P, van den Munckhof P, et al. Amantadine as treatment for dyskinesias and motor fluctuations in Parkinson's disease. Neurology. 1998; 50: 1323-6.

〈伊藤瑞規，渡辺宏久，祖父江 元〉

3 パーキンソン病の治療をどうするか（いつ，何で開始するか）

パーキンソン病の治療はいつから始めるか

　未治療のパーキンソン病を診断した場合，いつから治療を始めるべきか，どの治療で開始すべきか，は臨床の現場で悩むことが多い問題です．現時点での治療薬はドパミンを補充するという対症療法が中心であり，パーキンソン病の神経細胞死を抑制できるような神経保護薬や有効な予防薬もいまだ確立されていません．また，抗パーキンソン病薬はそれぞれに副作用もあります．そのため，現時点で治療をできる限り早期から始める方がよいというエビデンスはありません．しかし，パーキンソン病と診断した後，早期よりレボドパ，ドパミンアゴニスト，セレギリン，アマンタジン，抗コリン薬のいずれかで治療を開始した群と，平均 18 カ月間治療薬の開始を遅らせた群を比較すると，治療薬を遅らせた群では症状が悪化し，治療した群では症状の悪化はみられず，治療開始を遅らせることにメリットはないと結論づけられています．さらに，薬物治療の開始を遅らせることにより，神経変性の進行を予防できるというエビデンスはなく，むしろ症状の悪化につながります．このような背景から，パーキンソン病治療ガイドライン 2011 では，"パーキンソン病の治療は，症状の程度，日常生活の不自由さ，職業を勘案して開始する（グレード B）．薬物治療の開始を遅らせることの利点は明らかでない（グレード B）．"として推奨されています．筆者は外来に未治療のパーキンソン病患者が受診した際，現在の日常生活動作がどの程度か，困っている症状が何かについて注意深く問診し，薬による改善効果および副作用について話し合い，治療を開始するかどうか決めています．また，診察で無動症状

が強い症例，歩行障害が強い症例，姿勢保持反射障害が強い症例の場合，転倒の危険があるため治療開始すべきであると考えています．

パーキンソン病の治療は何で開始するか

　現時点で使用できる抗パーキンソン病薬として，レボドパ製剤，ドパミンアゴニスト，MAO-B 阻害薬（セレギリン），抗コリン薬（トリヘキシフェニジル），アマンタジン，ゾニサミド，COMT 阻害薬（エンタカポン）があります．最初はどの薬から始めるのが最良かということについては明確なエビデンスはありません．そのため，これらの薬の効果の特徴および副作用を考えて薬の選択をする必要があります．そのなかで，症状を改善させるためには効果が高いレボドパ製剤およびドパミンアゴニスト製剤を中心に治療を行うのがよいと思われます．実際パーキンソン病ガイドライン 2011 でもドパミンアゴニストまたはレボドパ製剤により治療を開始することを原則とするように推奨しています（図 1）．

　レボドパ製剤は最も優れた治療効果をもちますが，培養細胞を用いた実験系で神経毒性をもつ可能性が指摘されました．しかし，実際に生体内で毒性をもつかどうか，現在の投与量で毒性を示すかどうかは不明です．むしろ，ELLDOPA 研究とよばれる大規模二重盲検試験の結果，レボドパ/ドパミン脱炭酸酵素阻害薬（DCI）を内服した群はプラセボ群と比較し優位に症状を改善し，薬剤を中止して 2 週間 washout した後でもプラセボ群と比べて症状の改善が維持できたという結果でした．ただし，ELLDOPA 研究の結果だけではレボドパの神経保護作用は証明できておらず，動ける状態を保つことにより脳の可塑性により進行が抑えられていると考えられています．また，この研究で 1 日レボドパ/DCI 600mg を内服した高用量投与群ではプラセボ群と比較して有意にレボドパ誘発性ジスキネジア，ウェアリングオフの出現頻度が増加しました．この結果から示されているようにレボドパ製剤の問題点は長期間投与するとレボドパ誘発性の運動合併症が出現することです．また，40 歳までに発病する場合はレボドパ誘発性の運動合併症の発現頻度

図1 早期パーキンソン病の治療アルゴリズム

（日本神経学会，監修．「パーキンソン病治療ガイドライン」作成委員会，編．パーキンソン病治療ガイドライン 2011．東京：医学書院；2011 より）

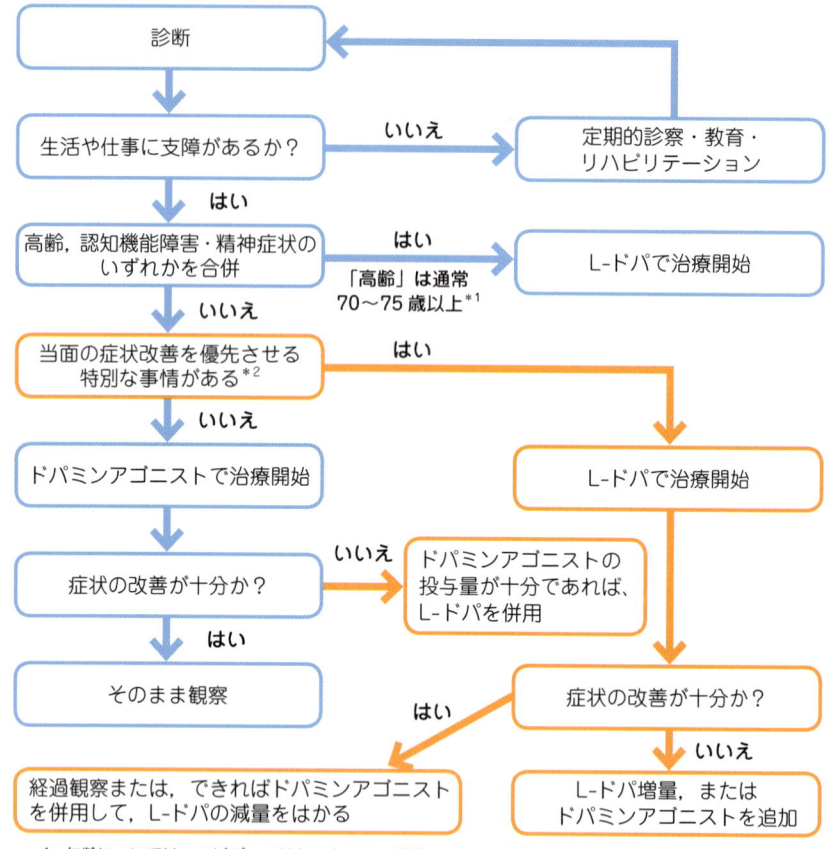

```
                    診断
                     ↓
        ┌─────────────────────┐    いいえ    ┌─────────────────┐
        │ 生活や仕事に支障があるか？ │ ────────→ │ 定期的診察・教育・│
        └─────────────────────┘              │ リハビリテーション │
                     │ はい                   └─────────────────┘
                     ↓
        ┌─────────────────────┐    はい
        │ 高齢，認知機能障害・精神症状の│ ─────────────────→ ┌─────────────────┐
        │ いずれかを合併          │  「高齢」は通常          │ L-ドパで治療開始 │
        └─────────────────────┘   70〜75歳以上*1        └─────────────────┘
                     │ いいえ
                     ↓
        ┌─────────────────────┐    はい
        │ 当面の症状改善を優先させる │ ─────────────────→ ┌─────────────────┐
        │ 特別な事情がある*2       │                      │ L-ドパで治療開始 │
        └─────────────────────┘                        └─────────────────┘
                     │ いいえ                                     │
                     ↓                                            ↓
        ┌─────────────────────┐                        ┌─────────────────┐
        │ ドパミンアゴニストで治療開始 │                        │ 症状の改善が十分か？│
        └─────────────────────┘                        └─────────────────┘
                     ↓              いいえ  ┌──────────────────┐      │ いいえ
        ┌─────────────────┐ ────→ │ ドパミンアゴニストの │      ↓
        │ 症状の改善が十分か？│         │ 投与量が十分であれば，│  ┌─────────────────┐
        └─────────────────┘         │ L-ドパを併用       │  │ L-ドパ増量，または│
                     │ はい          └──────────────────┘  │ ドパミンアゴニストを追加│
                     ↓                                     └─────────────────┘
        ┌─────────────────┐
        │ そのまま観察      │
        └─────────────────┘
                     ↓
        ┌─────────────────────────────────┐
        │ 経過観察または，できればドパミンアゴニスト │
        │ を併用して，L-ドパの減量をはかる        │
        └─────────────────────────────────┘
```

*1：年齢については，エビデンスはないものの，通常，70〜75歳以上を高齢者と考えることが多い
*2：例えば，症状が重い，転倒のリスクが高い，あるいは患者にとって症状改善の必要度が高い場合などが相当する

が高いとも報告されています．そのためレボドパで開始する場合は長期投与に伴う運動合併症の発現は考慮する必要があります．運動合併症が生じると薬の調整が困難になり治療に苦慮することが多くなります．また，ドパミン製剤を必要以上に大量に内服するというドパミン調節異常症候群も認めるようになります．そのためになるべく運動合併症の発現を避け，多量に投与し

すぎないようにする工夫が必要です．一方，ドパミンアゴニストで治療を開始すると，レボドパ製剤で治療を開始した場合と比較して有意にジスキネジアの発現を遅らせることができるということが示されています．すなわち，長期に治療を行う場合は運動合併症が出にくいドパミンアゴニストで治療を開始します．しかし，ドパミンアゴニストはレボドパ製剤ほどの効果は期待できず，無視できない副作用もあります．レボドパ製剤に比べて一般的にドパミンアゴニストのほうが薬剤誘発性の幻覚など精神症状の発現頻度が高く，さらに病的賭博やpundingといった衝動性行動制御障害の原因となります．麦角系アゴニストであるカベルゴリン，ペルゴリド，ブロモクリプチンは心臓弁膜症，肺線維症，後腹膜線維症のリスクがあります．非麦角系アゴニストであるプラミペキソール，ロピニロールは下腿浮腫，眠気などがあり，高所での仕事や自動車運転を行う場合副作用に十分注意する必要があります．そのためドパミンアゴニストを選択する場合は心臓弁膜症および肺線維症のリスクが少ないプラミペキソール，ロピニロールといった非麦角系ドパミンアゴニストが第一選択ですが，車の運転や仕事の内容によって眠気は危険と判断した場合は麦角系アゴニストであるペルゴリドやカベルゴリンのよい適応になる場合もあります．

図2　レボドパおよびドパミンアゴニストでの副作用の比較
（Antonini A, et al. Lancet Neurol. 2009; 8: 929-37 より改変）

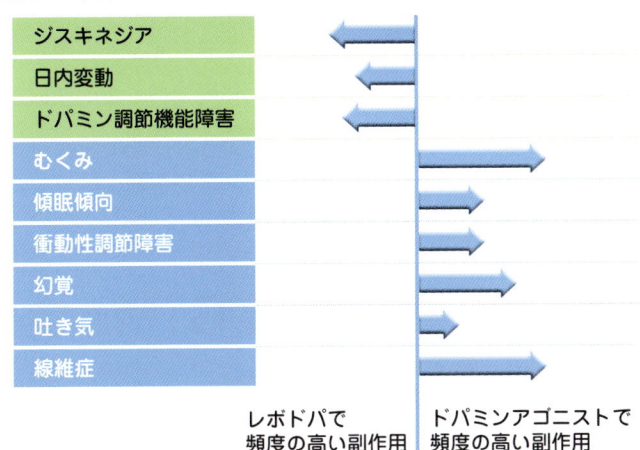

ジスキネジア	レボドパで頻度の高い副作用
日内変動	レボドパで頻度の高い副作用
ドパミン調節機能障害	レボドパで頻度の高い副作用
むくみ	ドパミンアゴニストで頻度の高い副作用
傾眠傾向	ドパミンアゴニストで頻度の高い副作用
衝動性調節障害	ドパミンアゴニストで頻度の高い副作用
幻覚	ドパミンアゴニストで頻度の高い副作用
吐き気	ドパミンアゴニストで頻度の高い副作用
線維症	ドパミンアゴニストで頻度の高い副作用

以上からレボドパ製剤およびドパミンアゴニストにはそれぞれよい点と悪い点があり，症例によって使い分ける必要があると考えられます（図2）．これらの点を踏まえてパーキンソン病ガイドライン2011では"非高齢者で精神症状・認知機能障害を呈していない場合は，ドパミンアゴニストで開始し，効果が不十分な場合はレボドパ製剤を併用する"ことがグレードAで推奨されています．これはレボドパ製剤による運動合併症の発現を遅らせることに主眼を置いた場合の推奨です．一方で"高齢者，精神症状・認知機能障害のある場合など安全性に特に注意が必要な場合，あるいは運動症状改善の必要性が高い場合は，レボドパ製剤で治療を開始する"ことがグレードBで推奨されています．つまり，高齢者や認知機能障害がある症例ではドパミンアゴニストによる副作用が発現しやすく注意が必要と考えられます．このような場合はレボドパ製剤を躊躇せずに投与すべきです（図1）．

　以上をまとめると，未治療のパーキンソン病に対する治療は症状の程度，年齢，認知症，患者本人が希望する生活状況，社会的環境（仕事をしているのか，車を運転する必要があるのか）などを考慮し総合的に判断する必要があります．筆者は治療開始する症状の目安は本人の症状により生活状況に不便を感じる場合，もしくは自覚的に訴えがなくても姿勢保持反射障害をみとめ自分で立ち直ることができなくなっている場合は治療開始すべきと考えています．レボドパ製剤にすべきかドパミンアゴニストにすべきか，という選択は，薬の副作用を理解し個々の症例においてどの選択がいちばん有益かを考えた上で判断するのがよく，たとえば，ガイドラインに記載されているように高齢や認知症はドパミンアゴニストの副作用である薬剤性幻覚が出現しやすい状況でありレボドパ製剤の方が使いやすく，年齢が若く認知症や精神症状がない症例に対しては長期にパーキンソン病の治療を続ける必要がありドパミンアゴニストのよい適応となってきます．

モノアミン酸化酵素B（MAO-B）阻害薬と進行抑制

　海外ではセレギリンとラサジリンの2種類がMAO-B阻害薬として使われ

ていますが，現在日本で認可されているのはセレギリンのみです．MAO-B阻害薬は単独で未治療の早期パーキンソン病に対する有効性が示されており，海外では未治療パーキンソン病患者に対して最初に使用する抗パーキンソン病薬の第一選択として位置づけられています．その理由として，症状改善効果があり，副作用が比較的少なく，病気の進行を抑制できる可能性があるという点があげられています．最近，レボドパ，MAO-B阻害薬，ドパミン受容体作動薬のいずれかで治療を始めた場合，日常生活動作（ADL）や生活の質（QOL）はどれがよかったかを長期間にわたって検討された研究（PD-MED early）の結果が発表されました．最もよかったのはレボドパ開始群でしたが，MAO-B阻害薬開始群はドパミン受容体作動薬開始群と比較し，わずかな差ですが運動機能や認知機能をよい状態で保ちました．このことから早期パーキンソン病治療において運動機能の改善はドパミン受容体作動薬と比較しても同じ程度に効果があると結論づけられています．セレギリンの神経保護効果について早期パーキンソン病の進行を遅らせるかどうか検討され，レボドパ製剤による治療の開始を遅らせることはできたが神経保護作用があるかどうかは不明と結論づけられています．また，ラサジリンについては実薬投与群（1mgと2mg）とプラセボ群で治療を開始し，6カ月経過した後，両群ともに実薬で治療するというdelayed start方式の検討が行われており，早期にラサジリンを投与した方が運動症状の程度がよいという結果が得られています（TEMPO研究，ADAGIO研究）．しかし，ADAGIO研究では1mg群では早期治療開始が優れていましたが，2mg群では有意差がなかったことよりラサジリンが神経保護作用を確実にもつかどうかを証明できていません．

上記よりMAO-B阻害薬に神経保護作用があるかどうかは今後も検討が必要ですが，今後，わが国でもセレギリンの単独投与が可能となれば早期パーキンソン病の第一選択薬の1つになると期待できます．

おわりに

未治療早期パーキンソン病は日常生活動作の障害程度，本人がよくなりたいと希望している症状，診察による症状の程度に対して，投薬する場合のメ

リットおよびデメリットを総合的に判断して治療を選択するのがよいと思われます．治療の選択はガイドラインが非常に参考になりますが，特に高齢者（70〜75歳）であるかどうか，認知症があるかどうか，仕事をしているかどうか，車を運転する必要があるかどうか，心肺機能に問題がないかどうかは注意事項です．ただし，ガイドラインの治療に完全にとらわれる必要はなく，患者の希望も考慮して判断することが重要です．

● 参考文献
1) 日本神経学会, 監修.「パーキンソン病治療ガイドライン」作成委員会, 編. パーキンソン治療ガイドライン 2011. 東京: 医学書院; 2011.
2) Antonini A, Tolosa E, Mizuno Y, et al. A reassessment of risks and benefits of dopamine agonists in Parkinson's disease. Lancet Neurol. 2009; 8: 929-37.
3) Olanow CW, Stern MB, Sethi K. The scientific and clinical basis for the treatment of Parkinson disease (2009). Neurology. 2009; 72 (21 Suppl 4): S1-S136.
4) Olanow CW, Rascol O, Hauser R, et al. ADAGIO Study Investigators. A double-blind, delayed-start trial of rasagiline in Parkinson's disease. N Engl J Med. 2009; 361: 1268-78.
5) PD MED Collaborative Group. Long-term effectiveness of dopamine agonists and monoamine oxidase B inhibitors compared with levodopa as initial treatment for Parkinson's disease (PD MED): a large, open-label, pragmatic randomised trial. Lancet. 2014; 388: 1196-205.

〈波田野 琢〉

4 薬物効果が減弱したときの治療

はじめに

薬の効果が弱くなってきたと感じたとき，効きが短くなってきたのか，そうでないのかを把握することが大事です．薬を飲んだ後は従来と変わらず調子はよくなるが，次の薬まで続かないと患者が感じるようであれば，効きが短くなっています．このような早く切れるようになる現象を wearing off（ウェアリングオフ）現象といいます．また，ウェアリングオフ現象は薬が効いたときと切れたときの差の大きさの拡がりとしても感じます．患者が，これまでよりも薬が効いたときと切れたときの差が大きくなっていると感じたり，一日のうちで調子がいいときと悪いときの差が目立ってきていると感じれば，ウェアリングオフ現象が生じていると考えていいでしょう．

図1　薬の効果減弱とウェアリングオフ

```
薬の効果が弱くなってきた
        ↓
薬を飲んだ後は調子はよくなるが、
次の薬まで続かない
    いいえ │ はい
        ↓         │
薬が効いたときと切れたときの     │
差が大きくなった             │
    いいえ │ はい          │
        ↓         ↓         
  ウェアリングオフ    ウェアリングオフ
      なし             あり
```

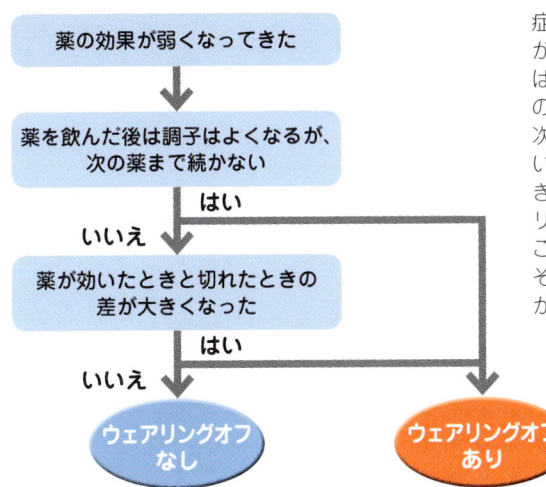

症状が強くなってきた，薬が効かなくなってきたと感じたときは，薬の効果が短くなっているのかそうでないのかを考える．次の薬まで効果が続かない，効いたときと切れたときの差が大きくなったと感じれば，ウェアリングオフが生じているので，これに対する治療方針が必要．そうでない場合は全般的な効果が不足している．

これに対して，効きが短くなったとは感じないけれども身体の動きが悪い，一日のうちで調子の波は感じないけれども全体に動きが悪いと感じることがあります．このような場合は全般に薬の効果が不十分になっています．ここではこのような状態の治療について記します．ウェアリングオフ現象が生じている場合の治療については，6章5．「ウェアリングオフが発現したときの治療」を参照してください（図1）．

治療よりも前に

　全般に薬の効果が減弱しているときには，治療よりも前に確認しておかないといけない大事なことがあります．それは診断です．薬の効果が減弱したため相談にくる患者の中には，よくよく調べてみるとパーキンソン病ではない方が相当数含まれています．これらの患者はパーキンソン病ではなくてパーキンソン症状をきたしている状態であり，パーキンソン症候群とよばれます．パーキンソン症候群はパーキンソン病ではなくてパーキンソン症状をきたしているものをすべて含むので，原因は様々です．その中には脳梗塞などの頻度が高くてよく知られている病気もありますが，まれな病気も含まれています（図2）．こういったパーキンソン症候群の原因になる病気にはパーキンソン病と症状や経過がそっくりで大変紛らわしいものが含まれま

図2　パーキンソン病とパーキンソン症候群

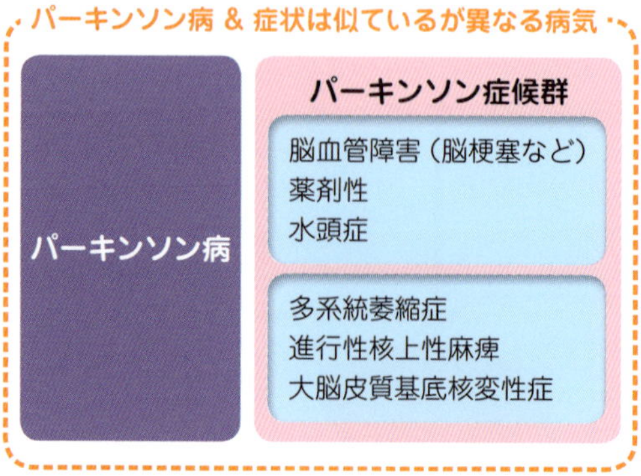

パーキンソン病 & 症状は似ているが異なる病気

パーキンソン病

パーキンソン症候群
- 脳血管障害（脳梗塞など）
- 薬剤性
- 水頭症

- 多系統萎縮症
- 進行性核上性麻痺
- 大脳皮質基底核変性症

ふるえ，動作緩慢，歩行障害（小刻みすり足歩行）などのパーキンソン症状の原因はパーキンソン病とそれ以外に大別される．パーキンソン病でなくパーキンソン症状をきたしている状態を一般にパーキンソン症候群とよぶ．パーキンソン症候群はパーキンソン病以外のすべてを含むので，原因となる病気はさまざまだが，パーキンソン病のように進行性に脳細胞が脱落してしまう病気（多系統萎縮症など）とそれ以外（脳血管障害など）がある．

す．パーキンソン病の専門医であっても何年か区別がつかないこともあるくらいです．ただ，そのようなパーキンソン症候群の原因となる病気は，初めはパーキンソン病と同じように薬が効いていても次第に病状が変化して十分薬が効かなくなってくることがしばしばあります．したがって，これまで効果があった薬が効かなくなってきたと患者が訴えるときにはパーキンソン病であるかどうかの確認が必要です．特に，薬の効果の低下と前後してこれまでになかったような症状，たとえば，後ろへのころびやすさ，強い立ちくらみ，尿の出にくさ，すくみ足などが急に目立ってきた場合には要注意です．そのような場合は症状の変化を主治医に伝えて，必要に応じて再検査を受けるよう指導しておくといいでしょう．

効果が減弱する理由

パーキンソン病であって薬の効果が減弱してきたとき，そのもっとも多い理由は病気の進行です．パーキンソン病は進行性の病気であり，年月と共に例外なく症状は進んでしまいます．パーキンソン病の症状の原因は脳の中の黒質ドパミン神経細胞の減少によるドパミン欠乏です．残念ながら薬治療を行っていてもドパミン神経細胞は次第に減っていってしまいますので，年月と共にドパミン欠乏はひどくなってしまいます．パーキンソン病の治療の中心は薬でドパミンの作用を補うことです．年月と共にドパミン欠乏が進むと同じ量の薬では足りなくなってしまいます．足りなくなってしまったままでは治療不足になり，仕事や日常生活動作に支障が生じ，生活の質が損なわれます．これに対抗する手段は薬の適切な増量になります．

薬の増量の原則

薬の増やし方としては，同じ薬で量を増やす方法と，薬を追加して種類を増やす方法があります．また，量を増やすときには1回あたりの錠数を増やす方法と，飲む回数を増やす方法があります．これらには一長一短があり，薬剤や症状によっても異なりますが，原則となる考え方は次のようになります．

まず，薬の種類を増やす前に十分な効果をもたらす用量まで同じ薬で増量することを先に考えます．この理由としては，薬の種類を増やすことによって副作用が生じる可能性も一般に増えることと，どんな薬も一定量まで増やさないと十分な効果を発揮しないことがあります．1つの薬には多くの副作用がありますので，種類の追加は副作用のリスクの追加でもあります．一方，薬は原則として量と共に効果が増大します（用量依存性）．このことから，少なくとも中途半端な量の薬を複数服用することは望ましいことではないと考えられています．ただし，薬によっては一定量以上を服用すると副作用のリスクが増大したり，量を増やしても効果が頭打ちになるものがありますので，そういった場合にはそれ以上の増量は望ましくなくなります．

　次に，飲む回数を増やすよりも1回あたりの錠数を増やすことを優先して考えます．誰でも薬を飲む回数が少ないほうが楽ですが，パーキンソン病患者のうち，量も回数もタイミングもきちんと服用できている患者は全体の2割に過ぎないという研究結果が判明しています．ただし，1日1回の薬に関してはほとんどの患者できちんと服用できていることも同時にわかっています．薬を飲む回数は少なければ少ないほどずれや間違いが生じにくいことから，飲む回数をなるべく増やさない方向を優先して考えます．（ウェアリングオフに対してレボドパなどの作用時間が短い薬で調整する場合にはむしろ服用回数を増やして効果を平均化する方法もしばしば行われます．）

薬の種類と選択

　今日，大変多くの薬がパーキンソン病治療に用いることができるようになっています．治療の選択肢としては充実してきていますが，かえって混乱する患者もいます．薬の性質や効果を理解することが適切な服用に役立ちますので，患者に薬の作用を理解してもらうことは大切です．

　パーキンソン病の治療薬の中心となるのはドパミンの原料となるレボドパとドパミンの代わりをする物質であるドパミンアゴニスト（受容体刺激薬）であり，これらによって欠乏したドパミンを補います．レボドパは脳内の神経細胞でドパミンに変換されて作用します．また，ドパミンアゴニストはド

パミンの代わりに作用する物質で合成ドパミンと考えるとわかりやすいでしょう．レボドパを効率よく使う薬としてMAO-B阻害薬であるセレギリン塩酸塩，COMT阻害薬であるエンタカポンがあげられます．セレギリン塩酸塩はレボドパからできた脳内のドパミンの分解を抑える作用，エンタカポンは血液中でのレボドパの分解を抑えてより多くのレボドパを脳内に送り込む作用があります．このような，パーキンソン病によって足りなくなってしまったドパミンの作用を補う薬剤を用いた治療をドパミン補充療法といいます．ドパミン補充療法以外の薬剤としてはアマンタジン塩酸塩，トリヘキシフェニジル塩酸塩，ゾニサミドなどがあります（図3，4）．

図3 パーキンソン病の薬

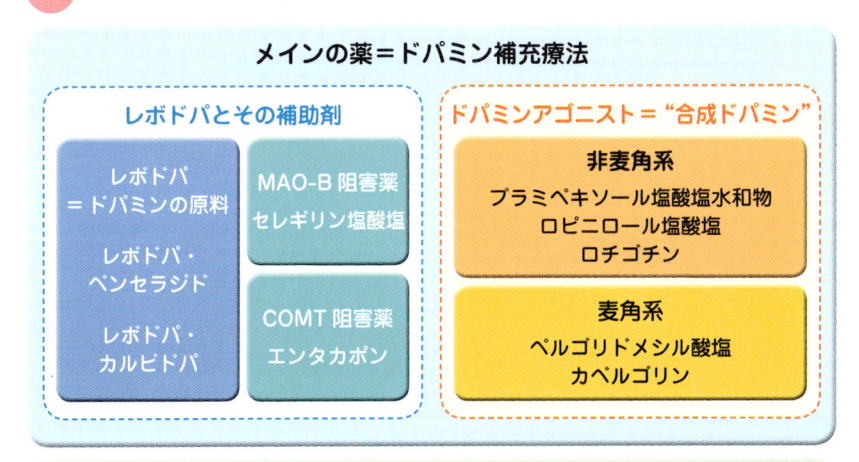

メインの薬＝ドパミン補充療法

レボドパとその補助剤
- レボドパ＝ドパミンの原料
- レボドパ・ベンセラジド
- レボドパ・カルビドパ
- MAO-B阻害薬　セレギリン塩酸塩
- COMT阻害薬　エンタカポン

ドパミンアゴニスト="合成ドパミン"
- 非麦角系
  - プラミペキソール塩酸塩水和物
  - ロピニロール塩酸塩
  - ロチゴチン
- 麦角系
  - ペルゴリドメシル酸塩
  - カベルゴリン

ドパミン補充療法以外
アマンタジン塩酸塩，トリヘキシフェニジル塩酸塩，ゾニサミドなど

パーキンソン病の薬はドパミン補充薬とそれ以外からなる．ドパミン補充薬が治療の主体になる．ドパミン補充薬はレボドパとその効果を増強する補助剤，ドパミンアゴニストに大別される．レボドパは脳内でドパミンに変換され，ドパミンの原料となる．セレギリン塩酸塩やエンタカポンはレボドパやレボドパからできたドパミンを効率よく用いる薬である．ドパミンアゴニストはドパミンの代わりに作用する．合成ドパミンと考えるとわかりやすい．今日広く使われているのは非麦角系とよばれる系統のアゴニストで，速放剤と徐放剤がある．麦角系ドパミンアゴニストはかつては主流だったが，現在は長期連用に伴って心臓弁膜症発生のリスクが少ないながら生じることがわかったため，用いられることが少なくなった．

図4 ドパミン補充療法の作用

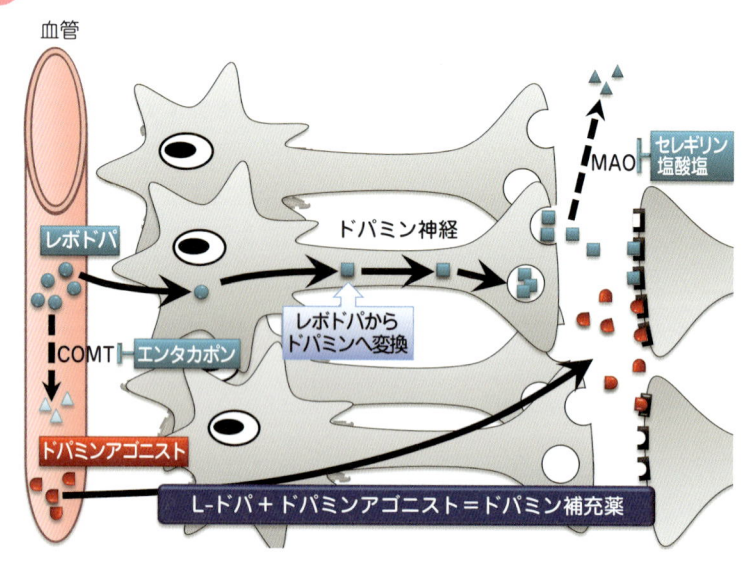

血管
レボドパ
COMT　エンタカポン
ドパミンアゴニスト
ドパミン神経
レボドパから
ドパミンへ変換
MAO　セレギリン塩酸塩
L-ドパ＋ドパミンアゴニスト＝ドパミン補充薬

レボドパは血管から脳の中に入る．ドパミン神経の中でドパミンに変換されて蓄えられたあとに，放出されてシナプス後神経に結合して信号を伝え，効果を出す．脳内にレボドパが入る前にCOMTという酵素で分解されてしまうのを抑えるのがエンタカポン（COMT阻害薬），できたドパミンがMAOという酵素で分解されるのを抑えて再利用を促すのがセレギリン塩酸塩錠（MAO阻害薬）である．プラミペキソール塩酸塩やロピニロール塩酸塩などのドパミンアゴニストは血中から脳内に入ると直接次の細胞にくっついて信号を伝え，効果を出す．こういった，パーキンソン病の患者の脳内で不足しているドパミンの作用を補う薬をドパミン補充薬という．

　薬の効果が減弱した場合，ドパミンの作用を十分補えていないと考えられることより，基本的にドパミン補充療法の強化が選択されます．すなわち，レボドパもしくはその補助剤であるセレギリン塩酸塩やエンタカポンの増量や追加もしくはドパミンアゴニストの増量もしくは追加です．レボドパや補助剤を優先するか，ドパミンアゴニストを優先するかは個々の患者の症状および，そのとき服用している薬の種類と量に応じてもっとも適切な選択をするようにします．

レボドパの用量の考え方

　レボドパはもっとも効果が高い薬である一方，過度に服用するとウェアリングオフやジスキネジアを早期から発現させることが報告されています．ウェアリングオフやひどいジスキネジアは日常生活動作や生活の質を著しく損なうことより，予防が重要と考えられています．今日広く認められている見解としては，レボドパ製剤を1日600mg以上服用するとジスキネジアを発現するリスクが明らかに高まり，ウェアリングオフのリスクも高まる傾向にあります．このため，レボドパを増量する場合にはまず600mg未満までをひとつの目安とすることが一般的です．ただし，レボドパの感受性は非常に個人差も大きく，症状によっては多くのレボドパを要することもあることから，これはあくまでもひとつの目安であり，実際には状況に応じて柔軟に考えることが必要であることも広く認識されています．（この点については6章1．，6章3．も参照してください．）

レボドパに追加して服用する薬の有効性

　レボドパをすでに服用していて用量を増やしたくなく，症状を十分よくしたい場合の選択肢としては，レボドパを効率よく使う薬の追加とドパミンアゴニストの追加があげられます．これらの薬の作用を多くの研究から分析した結果が報告されています．まず，いずれの薬もレボドパに追加して服用することによって明らかに症状を改善することがあらためて確認されています．その上で，間接的に効果を比較した結果としては，もっとも症状改善効果が高いのはドパミンアゴニストです．セレギリン塩酸塩やエンタカポンはその次に有効です．また，セレギリン塩酸塩やエンタカポンはレボドパの作用を増強しますが，若い患者や発症2年以内の早期でのレボドパとセレギリン塩酸塩，エンタカポンの3者併用はジスキネジア発現のリスク増加をもたらすことが報告されています．もちろん，これらの薬の副作用は個人差がありますので，実際にはもっともその人にあった薬を選択することが重要になります．

徐放型製剤の活用

　ドパミンアゴニストは徐放型製剤の活用が進んでいます．経口徐放剤であるミラペックスLA®（プラミペキソール塩酸塩水和物）とレキップCR®（ロピニロール塩酸塩）は従来の速放剤（ビ・シフロール®およびレキップ®）と成分は同じですが，腸管内でゆっくり吸収されます．速放剤は1日3回服用ですが，徐放剤は1日1回服用で同等の効果があり，朝食後に服用します．速放剤を徐放剤に切り替えるときには同じか近い量を用いますが，切り替え後に増量して症状の改善を図ることも行われます．これは，徐放剤に切り替えることにより血中動態が安定し，原則として副作用が生じにくくなると考えられるからです．また，ロチゴチン貼付剤も皮膚から成分がゆっくり吸収されますので，徐放型製剤と考えられます．1日1回の使用で経口速放剤のドパミンアゴニストと同等の効果があります．入浴に伴って貼り換えますので，一般に夜，貼り換えとなります．経口徐放剤よりさらに血中動態が安定しやすいと考えられますが，一定の割合で貼付部位のかぶれや痒みが生じますので，症例によって使い分けます．ドパミンアゴニストの計画的な徐放型製剤への切り替えと増量は薬の効果が減弱したときの対処として有効と考えられます．

　ドパミンアゴニスト以外でも長時間作用する薬があります．具体的にはセレギリン塩酸塩，ゾニサミドなどで，1日に1回か2回の服用で持続的な効果をもたらします．薬の追加のときにはこういった服用回数が少ない薬を上手に活用するようにします．

実際の薬の調整の方針例

70歳未満でドパミンアゴニスト（ロピニロール塩酸塩，プラミペキソール塩酸塩水和物など）のみを服用している場合

① 今服用しているドパミンアゴニストを十分量まで増量する．
② 速放剤の場合，徐放剤へ変更した上で十分量まで増量する．
③ ①または②で十分効果が得られない場合レボドパを追加して600mgま

での範囲で段階的に増量する．
④ ③で十分効果が得られない場合，セレギリン塩酸塩やエンタカポンの併用を考慮する．また，症状によってアマンタジン塩酸塩，トリヘキシフェニジル塩酸塩，ゾニサミドなどの追加も考慮する．

70歳以降でドパミンアゴニストのみを服用している場合や70歳未満でドパミンアゴニストのみを服用していても症状改善の必要性が強い場合

① レボドパを追加して300mgまでの範囲で段階的に増量する．
② ①で十分効果が得られない場合，ドパミンアゴニストを十分量まで増量する（状況に応じて速放剤を徐放剤に変更する）．
③ ②で十分効果が得られない場合，セレギリン塩酸塩やエンタカポンの併用を考慮する．また，レボドパを600mgまでの範囲で再度段階的に増量する．
④ 改善が不十分な場合，症状によってアマンタジン塩酸塩，トリヘキシフェニジル塩酸塩，ゾニサミドなどの追加も考慮する．

レボドパとドパミンアゴニストを併用している場合

① レボドパを600mgまでの範囲で段階的に増量する．
② ①で十分効果が得られない場合，ドパミンアゴニストを十分量まで増量する（状況に応じて速放剤を徐放剤に変更する）．
③ ②で十分効果が得られず，全般的に効果を改善したい場合はセレギリン塩酸塩を追加する．
④ ②や③で十分効果が得られず，特定の時間帯の効果を改善したい場合は直前のレボドパにエンタカポンを併用する．
⑤ ③で十分効果が得られず，全般的に症状を改善したい場合は毎回のレボドパ服用にエンタカポンを併用する
⑥ 症状によってアマンタジン塩酸塩，トリヘキシフェニジル塩酸塩，ゾニサミドなどの追加も考慮する．

これらはあくまで一般的に考えられる方針であり，実際には症状によって最適な調整法は異なります．また，レボドパの増量に伴って服用回数を増やすこともあります．

増量の目安は

　パーキンソン病の治療では，一律の数値目標はありません．この点が治療のゴールが数値で明確になる高血圧症や高脂血症，糖尿病などと異なるところです．現在わかっているのは「十分」症状を改善することが重症化を抑制して元気に生活できる期間をより長く保ち，適切な運動と活動的な日常が生活の質の向上に役立ち，ひいては寿命も伸ばすことです．一方，どれだけ症状を改善しなければいけないという明確な基準はありません．実際，治療の必要な度合いは個々の患者の生活状況によってさまざまです．仕事の内容や有無，家庭や社会での役割に応じてどれぐらい動きの不自由さをカバーしなければいけないかは異なってきます．一般には，活動時間の大部分において，その人の本来の社会生活が大きな支障なく行えることを治療の目標にします．実際には副作用と効果の間でバランスを取らないといけない場合も少なくありません．

● 参考文献
1) Grosset D, Antonini A, Canesi M, et al. Adherence to antiparkinson medication in a multicenter European study. Mov Disord. 2009; 24: 826-32.
2) Fahn S, Oakes D, Shoulson I, et al. Levodopa and the progression of Parkinson's disease. N Engl J Med. 2004; 351: 2498-508.
3) Stowe R, Ives N, Clarke CE, et al. Evaluation of the efficacy and safety of adjuvant treatment to levodopa therapy in Parkinson's disease patients with motor complications. Cochrane Database Syst Rev. 2010; 7: DC007166.
4) Stocchi F, Rascol O, Kieburtz K, et al. Initiating levodopa/carbidopa therapy with and without entacapone in early Parkinson disease: the STRIDE-PD study. Ann Neurol. 2010; 68: 18-27.

〈斎木英資〉

5 ウェアリングオフが発現したときの治療

長期間の薬物治療における問題点

　パーキンソン病の運動症状である振戦，筋固縮，動作緩慢，姿勢・歩行障害などにより，日々の生活において何らかの支障が認められる場合において，レボドパもしくはドパミンアゴニストによる薬物治療が開始されます．発病して比較的間もない時期では，レボドパやドパミンアゴニストの投与によって運動症状も大きく改善され，1日を通して生活における障害を特に感じることは少ないですが，病気が徐々に進行し薬物治療を開始してから数年ほど経過すると，レボドパもしくはドパミンアゴニストのいずれかによる1剤での治療では，病気の初期に治療を開始したころのような症状の改善が得られなくなります．この時期，患者は薬を内服していても1日の中で「どうしても体を動かせない」時間帯が何度か現れることを自覚するようになります．このように，薬物治療が長期にわたると，薬を内服することによって得られる「体を動かせる」時間帯が徐々に少なくなってしまい，このような状況をウェアリングオフ現象とよびます．ウェアリングオフ現象は長期間の薬物治療における問題点のひとつであり，病気の進行に伴って薬物に反応できる脳の神経細胞が少なくなることが大きな原因と考えられています．

ウェアリングオフ現象とは？

　ウェアリングオフ現象は，それまで内服していた薬の用量や用法では1日の中で「どうしても体を動かせない」時間帯が現れてしまうような状態をさします．レボドパの場合，一般的には内服して30分から1時間後より薬の効果が現れ，振戦，筋固縮，動作緩慢，姿勢・歩行障害などの運動症状が

改善し，患者は「体を動かせる」ようになります．このように，薬の効果によって症状が改善し，大きな生活への障害もなく「体を動かせる」時間帯を「オン時間」とよびます．薬物治療を開始したころの時期では，たとえばレボドパを1回1錠（100mg），1日3回毎食後に内服している場合，昼食後に内服したレボドパの効果によって現れる「オン時間」は次の夕食後の内服時まで続くため，結果として1日3回の用法でも患者は1日を通して常に「オン時間」を獲得することができます．しかしながら，病気が進行し薬物治療の期間も長期になってくると，1回の内服によって症状は改善されるものの，効果の持続時間が徐々に短くなってしまいます．したがって，1回の内服で今まで得られていたような「オン時間」が次の内服時まで長続きしないため，内服してから数時間すると徐々に体の動きが悪くなっていき，その後「どうしても体を動かせない」時間帯が現れてしまいます．この「どうしても体を動かせない」時間帯を「オフ時間」とよびます．このような状態になると，患者は1日を通して「オン状態」と「オフ状態」を何度も繰り返すようになり，ウェアリングオフ現象とよばれる1日の中での運動症状の変動を自覚することになります．ウェアリングオフ現象における「オフ時間」は薬の効果がなくなるために現れるものであり，したがって，「オフ時間」がいつ現れるかは薬を内服するタイミングからおおむね予測が可能です．

ウェアリングオフ現象を正確にとらえる

　ウェアリングオフ現象の状況は病期の重症度や内服している薬の用法・用量に影響を受けるため，患者によってその程度もさまざまです．また，日によってはウェアリングオフ現象がそれほど目立たないこともしばしば見受けられます．ウェアリングオフ現象によって現れる「オフ時間」は患者にとっては苦痛を伴う状況であり，この時間帯における日常生活動作には多くの介助を必要とします．「オン時間」を長くして「オフ時間」を短くすることによってウェアリングオフ現象を少しでも解消することは，患者の生活の質を向上させることだけでなく，介護者の負担を減らすことにもつながっていきます．
　ウェアリングオフ現象を改善するためには，まずは薬の内服状況と1日

における病状の変化を詳しく調べていく必要があります．ウェアリングオフ現象は特に薬の用法や用量と密接な関係があるため，その解消には現在内服している薬の調整が必ず必要となってきます．パーキンソン病患者のための症状日誌が一般的に広く使用されており，これを用いて両者の関係を患者本

図1A 症状日誌：ウェアリングオフ現象

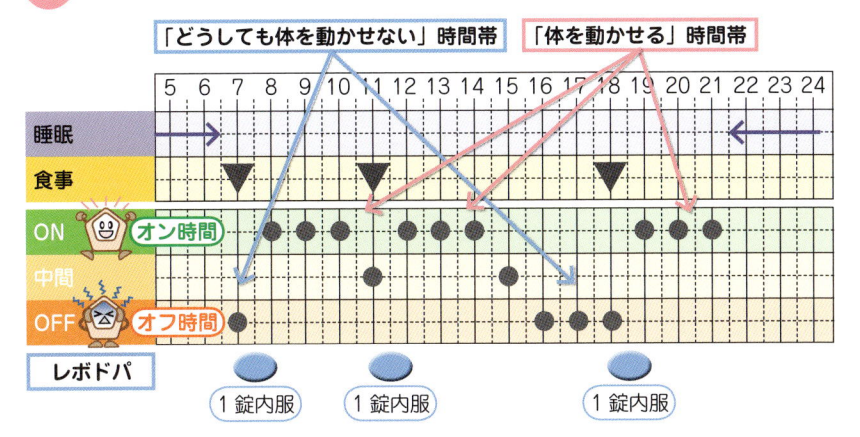

図1B 症状日誌：薬剤調整による症状の改善

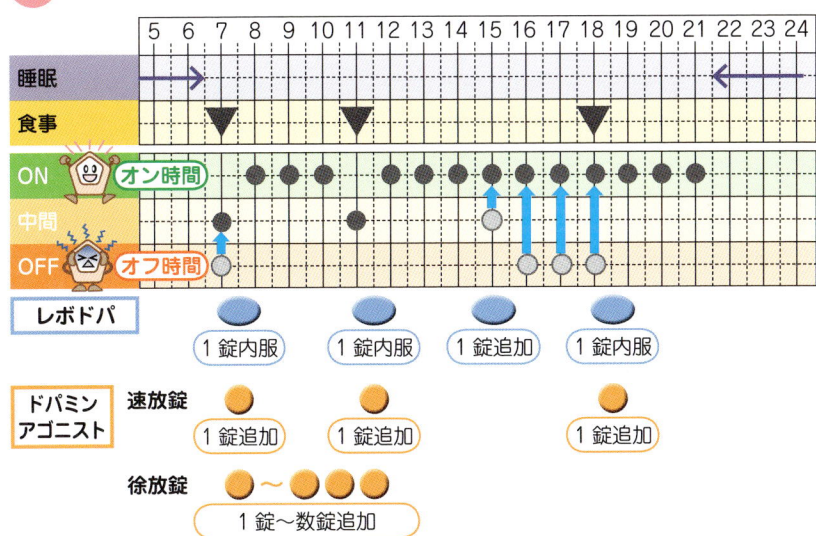

6 病期と治療方法

❺ ウェアリングオフが発現したときの治療

人もしくは介護者によって図示することが望ましいです．図1Aは症状日誌の記載をもとに作成した1日の経過図です．起床してから就寝するまでの時間帯で，「オン時間」と「オフ時間」に加えて，両時間帯の「中間」のいずれかに該当するかを1時間ごとに記載します．また，内服している薬の1回の用量と内服した時間も正確に記載します．その他には，睡眠と食事の時間を記載します．この経過図をもとに，1日における「オフ時間」の回数やその持続時間と薬の投与量や内服時間が明らかにされるため，病状が正確に把握されるとともに適切な薬物治療の調整を行うことが可能となります．

ウェアリングオフ現象への対応

　ウェアリングオフ現象は現在行っている薬物治療の内容では運動症状がしっかりと管理されていないことを指し示しているものであり，したがって，その改善のためには内服している薬剤の投与回数を増やすことや，他のパーキンソン病治療薬を追加・調整することが求められます．薬物の調整に先駆けて，まずは経過図などを作成し，その患者の「オフ時間」がいつ現れてどれぐらい続くのかを明確にすることが重要です．これにより，担当医に対して在宅での病状報告がスムーズになり，薬物の調整方法も具体化されやすくなります．

　2011年に日本神経学会からパーキンソン病の治療指針が明示され，ウェアリングオフ現象への対応が示されています（図2）．前に述べたように，ウェアリングオフ現象は薬の効果が消失するために「オフ時間」が現れることであるため，基本的には「オフ時間」の出現が予測される時間帯に合わせて薬の内服を追加したり，パーキンソン病治療薬の中でもより作用時間が長いドパミンアゴニストを内服していなければ，この薬剤の追加・増量を行うことにより「オフ時間」の短縮を試みます．また，レボドパを1日3〜4回内服し，なおかつドパミンアゴニストをあわせて内服している場合は，ドパミンアゴニストの種類を変更することもときに有効です（図1B）．

　以上の薬物調整によってもウェアリングオフ現象の改善が得られない場合には，エンタカポン，セレギリン，あるいはゾニサミドなどのパーキンソン

図2 ウェアリングオフ現象への対応

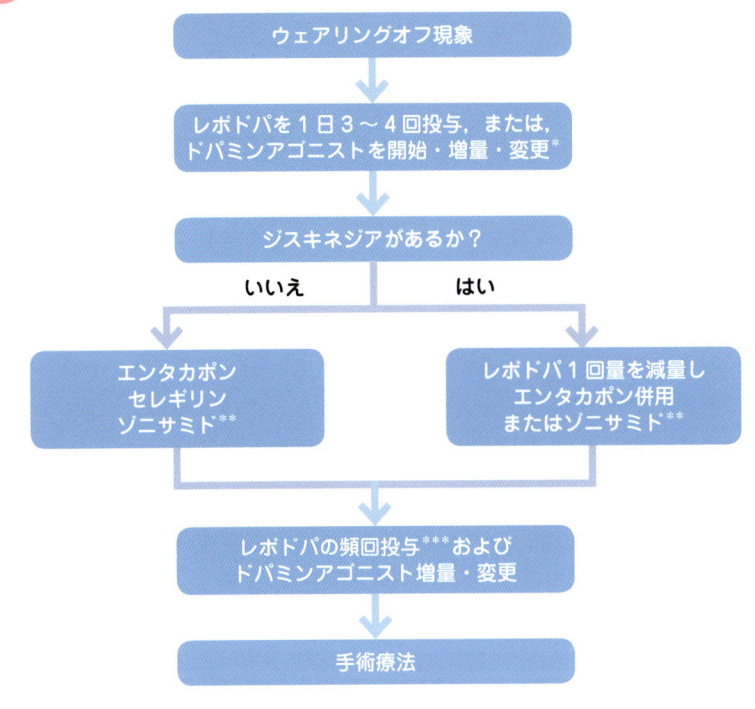

```
ウェアリングオフ現象
    ↓
レボドパを1日3～4回投与，または，
ドパミンアゴニストを開始・増量・変更*
    ↓
ジスキネジアがあるか？
  いいえ／    ＼はい
エンタカポン       レボドパ1回量を減量し
セレギリン        エンタカポン併用
ゾニサミド**       またはゾニサミド**
    ＼      ／
レボドパの頻回投与***および
ドパミンアゴニスト増量・変更
    ↓
手術療法
```

*　：ウェアリングオフ出現時は投与量不足の可能性もあるので，レボドパを1日3～4回投与にしていない，あるいはドパミンアゴニストを十分加えていない場合は，まず，これを行う．
**　：ゾニサミドは25mgでオフ症状の改善を，50～100mgでオフ時間の改善を認めた．現在保険で認められているのは25mgのみである．
***：1日5～8回程度．

病治療薬を加えます．一方，レボドパなどの薬剤を長期間内服することによって現れる副作用の1つで，典型的には「オン時間」において自分の意思に反して体を捻じるような動作，もしくは手足を投げ出すような動作を無意識に行ってしまうジスキネジアとよばれる症状が存在します．これは，薬の効果が脳の神経細胞に対して過剰に作用することで現れる症状ですが，ジスキネジアを合併したウェアリングオフ現象に対する薬物の調整ではゾニサミドを併用するか，もしくはレボドパの1回投与量を減量（たとえば，レボドパの1回投与量を半錠もしくは3/4錠に）してジスキネジアの改善を図

りつつ，エンタカポンを加えて「オフ時間」の短縮を行います．このような調整を行ってもさらにウェアリングオフ現象が改善されない場合は，ジスキネジアの出現や悪化に気を付けながら症状の改善効果が現れる1回のレボドパ投与量を決めて，予測される「オフ時間」に合わせて1日4～8回の頻回投与を行い，さらにはドパミンアゴニストの増量や変更も考慮します．

　ウェアリングオフ現象に対して薬物の調整を行うにあたって，大事な原則はしっかり間違いなく投与された薬を内服しているかどうかです．ウェアリングオフ現象は決められた薬の用法と用量を正確に内服しているにもかかわらず，以前のような効果がなくなり「どうしても体を動かせない」時間帯が現れてしまう状態です．したがって，正確に内服をしていない状況で「どうしても体を動かせない」時間帯が現れてしまうのは，単純に内服すべき1日の薬の用量が足りていないだけでウェアリングオフ現象とはよびません．

　ウェアリングオフ現象を長期にわたってしっかりと管理するためには，投与された薬の用法と用量をしっかりと守ることが大事であり，そのうえで薬物の調整が適切に行われることが重要と考えられます．

● 参考文献
1) 日本神経学会, 監修.「パーキンソン病治療ガイドライン」作成委員会, 編. パーキンソン病治療ガイドライン 2011. 東京: 医学書院; 2011.
2) 山本光利, 編. GP・レジデントのためのパーキンソン病テキストブック. 東京: アルタ出版; 2012.
3) 馬場康彦, 山田達夫. テーラーメイド治療を目指した治療薬の選択と使用法ガイドライン Update: パーキンソン病. Med Pract. 2008; 25: 1619-26.
4) 村田美穂. 新しい抗パーキンソン病薬ゾミサミドの発見. 臨床神経. 2010; 50: 67-73.

（馬場康彦）

6 進行期の諸問題（摂食嚥下障害）

正常な嚥下

　摂食嚥下は，食物を認知し，口に入れ，咀嚼して味わう随意的な動作と，食物の送り込みによって惹起される嚥下反射とが連動する精緻な運動です．嚥下運動では食物の位置情報が三叉神経，舌咽神経，上喉頭神経といった感覚神経を経由して延髄弧束核に入力され，中枢パターン発生器（central pattern generator：CPG）に伝わります．CPGは食物の位置情報を受けて，疑核や舌下神経核などにタイミングよく命令を出します．CPGの働きによって異なる神経核に支配された嚥下関連筋群が時間的順次性をもって収縮弛緩し，嚥下パターンを形成します．この嚥下パターンは再現性が高く，液体を嚥下するときの4期モデルと固形物を嚥下するときのプロセスモデルで説明することができます．

　液体の嚥下における4期モデルは，口腔準備期，口腔送り込み期，咽頭期，食道期に分けられます（図1）．口腔準備期には液体は口腔に保持され，液体が漏れないように口唇は閉鎖されます．また，咽頭に流れ込まないように

図1　液体嚥下の4期モデル

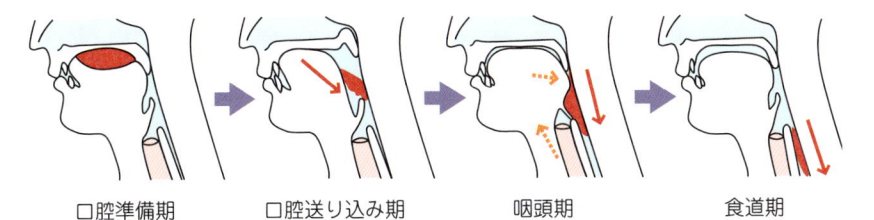

口腔準備期　　口腔送り込み期　　咽頭期　　食道期

舌後方と軟口蓋が密着し，口峡部を閉鎖します．口腔送り込み期には液体は口腔から咽頭に送り込まれます．口唇を閉鎖したまま，舌尖部が拳上し，舌後方部が下降します．そして，軟口蓋が拳上することで，口峡部の閉鎖の解除と上咽頭への逆流を防止します．咽頭期には液体は口峡を越え，嚥下反射が惹起されます．嚥下反射によって喉頭が拳上し，披裂軟骨と喉頭蓋が接触し，喉頭口を閉鎖します．また，喉頭は前方にも移動し，気管と頸椎の間を離し，咽頭腔を拡げます．さらに中咽頭から下咽頭が順次収縮し，食道入口部が開大します．こうして気道への液体の侵入を遮断しつつ，液体の輸送経路の形成と送り込みが行われます．嚥下反射は，口腔から送り込まれた液体の先端が下顎下縁を越えた辺りで惹起されます．食道期には蠕動運動と重力によって液体は食道内の下方に送られ，胃に到達します．

　固形物の嚥下は，咀嚼を伴うプロセスモデル（図2）という，液体の嚥下モデルと異なる嚥下モデルになります．口腔に食物が入ると，食物は舌によって臼歯に運ばれます．この舌による食物の送り込みを第一期輸送といいます．第一期輸送に続いて咀嚼運動が開始されます．舌と下顎は連動して咀嚼運動を行い，咀嚼中にも，粉砕された食物は中咽頭へ送られます．この咀嚼中の食物の送り込みを第二期輸送といいます．第二期輸送によって中咽頭に送られた食物が，ある程度の量になると嚥下反射が惹起されます．嚥下反射では液体の嚥下とほぼ同様の動きをします．食道期には食物は食道の蠕動運動と重力で胃に送られます．

図2　固形物嚥下のプロセスモデル

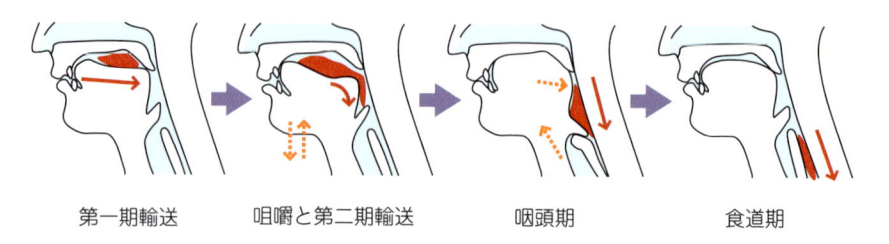

第一期輸送　　　咀嚼と第二期輸送　　　咽頭期　　　食道期

パーキンソン病の嚥下障害のスクリーニング

　パーキンソン病の嚥下障害は病初期から現れることもありますが、パーキンソニズムが重症であるほど悪い傾向にあり、パーキンソン病発症から10年目で約25％，15年目で約60％，20年で約75％の患者が嚥下障害を合併します．そして，パーキンソン病の死因でもっとも多いのは肺炎で，その原因は嚥下障害であると考えられています．

　嚥下障害の合併を早期に診断することは臨床において重要なことですが，パーキンソン病の嚥下障害は自覚に乏しく，また，むせのない誤嚥（不顕性誤嚥）が多いことが特徴です．肺炎を発症して初めて嚥下障害の合併に気づかれるパーキンソン病患者は少なくありません．パーキンソン病の診療を行う研修医は，患者や家族の訴えがなくても，嚥下障害の合併を疑って診療する必要があります．特に湿性嗄声や急激な体重減少は嚥下障害を示唆する所見なので見落さないようにしましょう．

　パーキンソン病患者の嚥下障害をスクリーニングするツールとして嚥下障害質問票 (Swallowing Disturbances Questionnaire SDQ) があります（図3）．SDQ は15問の質問で構成された自己回答型質問票で，嚥下障害で現れうる具体的な症状の頻度を答えさせるものです．質問1〜14の回答は，「なし」を0点，「まれに（月1回以下）」を1点，「しばしば（週1〜7回）」を2点，「よくある（週7回より多い）」を3点とし，質問15の回答は，「いいえ」を0.5点，「はい」を2.5点とします．そして，点数の合計が11点以上のときに嚥下障害ありと診断されます．この質問票は日本語版が開発されており，感度77.8％，特異度84.6％で，有意にパーキンソン病患者の嚥下障害を検出します．パーキンソン病患者は経過のどの時期に嚥下障害が現れるかわからないため，定期的にスクリーニングできる簡便な質問票は有用です．一般的な摂食嚥下障害のスクリーニング法は日本摂食嚥下リハビリテーション学会が公開しているので参考にしてください（http://www.jsdr.or.jp/wp-content/uploads/file/doc/VF15-1-p96-101.pdf）．

図3 嚥下障害質問票

	質問	ない	まれに (月1回以下)	しばしば (週1〜7回)	よくある (週7回より多い)
1	リンゴやクッキーや煎餅のような固いものを噛みにくいと感じますか？				
2	飲み込んだ後，口の中，歯ぐきと頬の間，舌の裏に食べ物が残ったり，上顎部分に食べ物が貼りつくことがありますか？				
3	食べたり飲んだりするとき，食べ物や水分が鼻から出てくることがありますか？				
4	噛んでいる食べ物が口から出てくることがありますか？				
5	口の中に唾液が多いと思いますか？口からよだれが垂れたり，唾液を飲み込みにくいと感じたりしますか？				
6	噛んだ食べ物がのどを通過するとき，数回飲み込みを繰り返しますか？				
7	固い食べ物を飲み込みにくいですか？（リンゴや煎餅がのどに詰まる感じがしますか？）				
8	すりつぶした食べ物を飲み込みにくいですか？				
9	食べているとき，食べ物のかたまりがのどに詰まるような感じがありますか？				
10	水分を飲むときに咳きこみますか？				
11	固い食べ物を食べるときに咳きこみますか？				
12	食べたり飲んだりした直後に声がしゃがれたり，小さくなったり，声が変わったりしますか？				
13	食事以外のときに唾液が気管に垂れこみ，咳きこんだり，呼吸しにくかったりすることがありますか？				
14	食事中，呼吸しにくくなることがありますか？				
15	ここ1年で呼吸器感染（肺炎，気管支炎）をわずらったことがありますか？	いいえ		はい	

パーキンソン病の嚥下造影検査所見

　パーキンソン病の嚥下障害は口腔から食道までのすべての部位で現れうるため，嚥下造影検査（videofluorographic examination of swallowing：VF）による評価が望ましいと考えます．VF は保険診療として実施できます．標準的な検査方法は日本摂食嚥下リハビリテーション学会の「嚥下造影の標準的検査法（詳細版）」（http://www.jsdr.or.jp/wp-content/uploads/file/doc/VF15-1-p76-95.pdf）に公開されています．パーキンソン病患者の VF ではさまざまな異常所見がみられ，臨床的にどのような意味をもつのか，判断に迷います．そこで，比較的簡便に評価でき，臨床的に重要な 4 つの VF 所見を解説します．

頸部の姿位

　パーキンソン病患者の体幹は前傾姿勢であることが多く，顔が正面を向いた場合，頸椎が伸展位であることがあります（図 4A）．伸展した姿位では，頸椎は咽頭や食道入口部を後方から圧排し，しばしば食物の通過障害の原因になります．頸部が伸展している患者は姿位を矯正するようにしましょう．

口腔から咽頭への送り込み

　パーキンソン病では口腔送り込み期の障害のため，少量ずつ，反復して液体を咽頭に送り込むことがあります．固形物の嚥下でも，第二期輸送の障害で食物が口蓋に張りついて送り込めなくなることがあります（図 4B）．口腔から咽頭への送り込みが悪い患者は，内服薬がいつまでも舌背に残っていたり，食事に時間がかかったりします．また，飲み込めないために摂取量が低下し，体重減少が現れる場合があります．

咽頭残留

　咽頭残留は咽頭収縮力が悪い患者にみられる所見で，喉頭蓋谷や梨状窩に食物が残留します（図 4C）．姿勢の変化によって咽頭残留を誤嚥することがあります．食後，臥床してからむせ始めるパーキンソン病患者は嚥下後に

咽頭残留をしている可能性があります．また，内服後，しばらくしてから咳嗽で薬剤が出てきたというエピソードがある患者は，錠剤が喉頭蓋谷に残留している可能性があります．

図4　パーキンソン病患者の嚥下造影検査所見

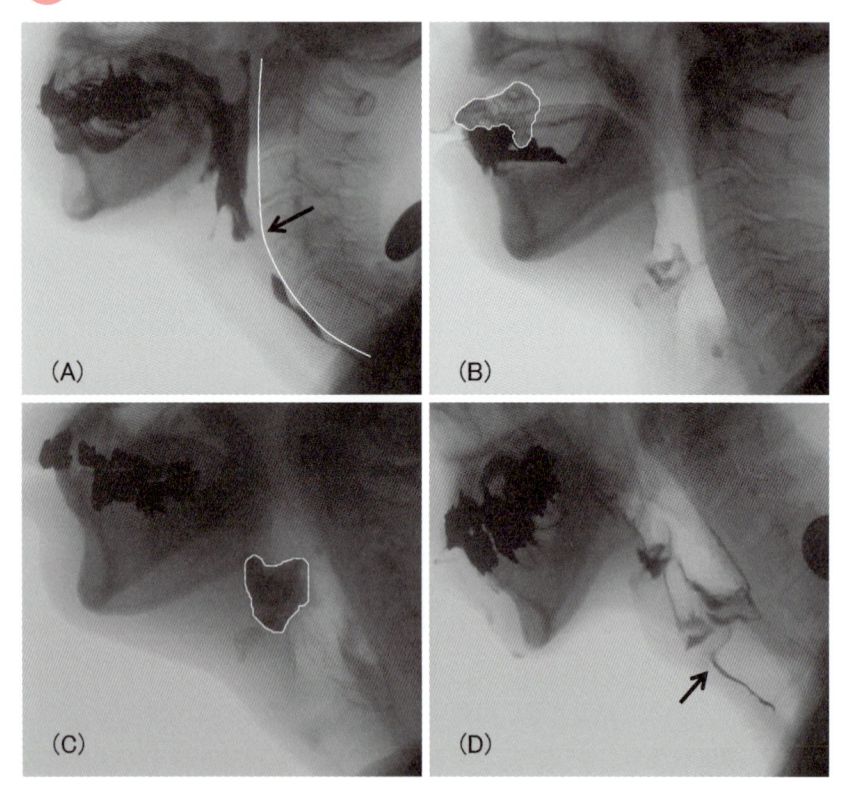

A: 頸部伸展による液体の通過障害．頸椎前面（白線）が咽頭を圧排し，液体の通過を障害している（矢印）．一部，上咽頭に液体が逆流している．
B: 口腔から咽頭への送り込みの障害．舌尖から舌背前方に，固形物が残留している（白枠）．
C: 咽頭残留．喉頭蓋谷に多量に固形物が残留している（白枠）．
D: 液体の誤嚥．声帯を越えて液体が気道に侵入している（矢印）．

誤嚥

　誤嚥は食物が声帯を越えて気道侵入することと定義され，重篤な嚥下障害です（図4D）．パーキンソン病では嚥下反射の開始が遅く，喉頭閉鎖が間に合わずに誤嚥する場合や咽頭残留を後から誤嚥する場合があります．パーキンソン病では不顕性誤嚥が多いため，誤嚥してもなかなか咳嗽反射が惹起されません．また，パーキンソン病では咳の流速が低下していることも多く，咳嗽反射が惹起されても誤嚥した異物を気道から排出できない場合があります．そのため，誤嚥を認めるパーキンソン病患者は肺炎を発症しやすく，注意が必要です．なお，声帯を越えない気道侵入である喉頭侵入は健常者でもみられることがあり，必ずしもパーキンソン病患者の肺炎発症の原因にはなりません．

パーキンソン病の嚥下障害への対応

　レボドパ治療はパーキンソン病患者の口腔準備期，口腔送り込み期の異常を改善する場合がありますが，咽頭期の異常を改善する効果に乏しく，パーキンソン病の嚥下障害の原因は錐体外路症状以外の病態も考えられています（図5）．オフ時は摂食動作も嚥下運動も悪くなるため，嚥下障害がある患者

図5　パーキンソン病の嚥下障害の原因

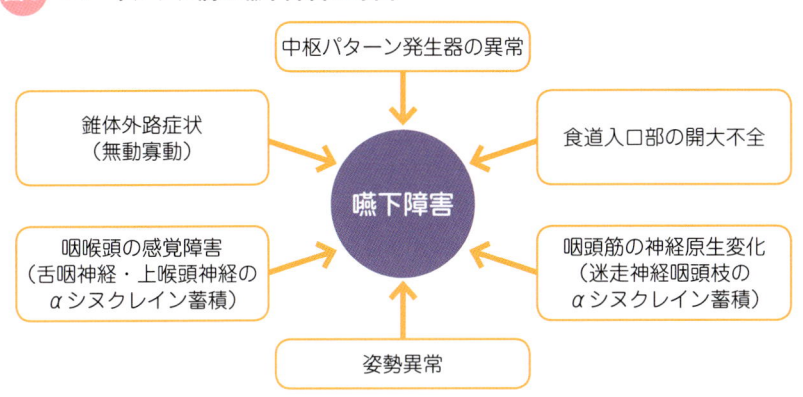

嚥下障害の原因：
- 中枢パターン発生器の異常
- 錐体外路症状（無動寡動）
- 食道入口部の開大不全
- 咽喉頭の感覚障害（舌咽神経・上喉頭神経のαシヌクレイン蓄積）
- 咽頭筋の神経原生変化（迷走神経咽頭枝のαシヌクレイン蓄積）
- 姿勢異常

はまずパーキンソニズムを改善させる必要があります．しかし，オフになると嚥下障害が現れる患者は，薬剤を飲みこむことも困難でパーキンソニズムを改善させることが困難な場合があります．このような患者には，アポモルヒネ皮下注で速やかにオン状態にし，より薬効の持続が長い内服薬の治療につなげることで，ウェアリングオフ現象を改善できる場合があります．また，嚥下障害患者にはロチゴチン貼付剤も有用です．

　パーキンソン病患者の摂食嚥下リハビリテーションは，脳血管障害で行われるリハビリテーションに準じて行いますが，パーキンソン病では全身の運動障害を伴っているため，その効果を実感できないことがあります．パーキンソン病患者への指導として，VFで頸部伸展を認めた患者には，食事中に頸部を屈曲した姿勢にすることで，食物の通過が改善することがあります．また，喉頭蓋谷に食物残留を認めた患者には，下顎を引いた姿勢をとらせることで咽頭残留が解消することがあります．そして，梨状窩に残留を認めた患者には，嚥下後，頸部を左右に回旋して空嚥下すると咽頭残留が解消することがあります．

　食物形態の変更も有効で，液体にとろみをつけ，咽頭での通過速度を遅くすることで，嚥下反射の惹起が遅れている患者の誤嚥を予防できることがあります．また，とろみによって液体の凝集性が増し，口腔からの咽頭への送り込みがスムーズに行えるようになることがあります．ただし，咽頭残留が多い患者は，とろみで咽頭残留が増える場合があり，食物形態を変更後は，食事中のむせの程度や食事にかかる時間などを看護師や言語聴覚士に観察してもらうようにしましょう．

　肺炎発症の繰り返しや栄養障害のため，経鼻経管や胃瘻造設を選択するパーキンソン病患者がいます．経鼻経管や胃瘻造設のメリットは，確実に内服治療ができること，栄養状態が改善することです．これらの相乗効果で身体機能全体が改善する場合があります．しかし，身体機能が改善しても嚥下機能は改善しないことが多く，経口摂取の再開は慎重に行うようにしましょう．また，経口摂取を中止し，経管栄養を導入しても，唾液誤嚥による肺炎を予防できません．患者や家族には口腔ケアを継続するように指導しましょう．

　経管栄養導入後の栄養管理では，注入するカロリー量だけではなく，水分

量や電解質，微量元素にも注意が必要です．経管栄養で使用する経腸栄養製剤は塩化ナトリウムの含有量が少なく，長期の使用によって低ナトリウム血症になることがあります．銅，セレン，カルニチン，亜鉛などの微量元素が不足する場合もあります．適宜，補充することを考えましょう．粉砕したレボドパ製剤と酸化マグネシウムを懸濁したままにしておくと，レボドパが酸化され失活することがあります．また，徐放性製剤は粉砕したり，簡易懸濁したりできません．処方時には気をつけましょう．

● 参考文献

1) Bushmann M, Dobmeyer SM, Leeker L, et al. Swallowing abnormalities and their response to treatment in Parkinson's disease. Neurology. 1989; 39: 1309-14.
2) Alfonsi E, Versino M, Merlo IM, et al. Electrophysiologic patterns of oral-pharyngeal swallowing in parkinsonian syndromes. Neurology. 2007; 68: 583-9.
3) Yamamoto T, Kobayashi Y, Murata M. Risk of pneumonia onset and discontinuation of oral intake following videofluorography in patients with Lewy body disease. Parkinsonism Relat Disord. 2010; 16: 503-6.
4) Yamamoto T, Ikeda K, Usui H, et al. Validation of the Japanese translation of the Swallowing Disturbance Questionnaire in Parkinson's disease patients. Qual Life Res. 2012; 21: 1299-303.
5) 山本敏之, 村田美穂, 編. こうしよう！パーキンソン症候群の摂食嚥下障害. 東京: アルタ出版; 2014.
6) Nagaya M, Kachi T, Yamada T. Effect of swallowing training on swallowing disorders in Parkinson's disease. Scand J Rehabil Med. 2000; 32: 11-5.
7) Logemann JA, Gensler G, Robbins J, et al. A randomized study of three interventions for aspiration of thin liquids in patients with dementia or Parkinson's disease. J Speech Lang Hear Res. 2008; 51: 173-83.

〈山本敏之〉

7 外科的治療

はじめに

　パーキンソン病に対する「外科手術」というのは，一般的に考えられる手術とは内容が異なります．ここではパーキンソン病に対する外科的治療に関して，もっとも広く行われている脳深部刺激療法（deep brain stimulation: DBS）を中心に紹介し，その特徴について述べます．

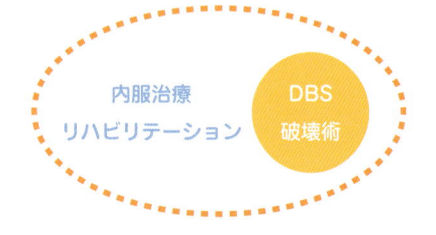

パーキンソン病の外科的治療

　残念ながらパーキンソン病は現在のところ手術を受けることで完治する病気ではありません．治療の中心はあくまでも内服治療であり，パーキンソン病の外科的治療は，内科的治療と組み合わせて効果を上げることを目的とします（図1）.

　パーキンソン病症例の脳ではドパミンという物質が減少し，さまざまな神経回路の伝わる信号が乱れ，不具合が生じ，体の動きが悪くなるなどの症状が生じます．特に大脳深部に存在する大脳基底核とよばれる場所では，ドパ

図1　パーキンソン病の「内科的治療」と「外科的治療」

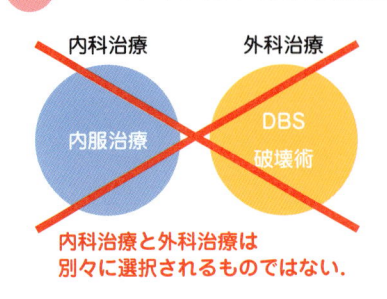

内科治療　外科治療
内服治療　DBS 破壊術
内科治療と外科治療は別々に選択されるものではない．

内科治療のみか，外科的処置を伴った治療か．
内服治療　リハビリテーション　DBS 破壊術

図2 手術のターゲットとなる部位

線条体：尾状核／被殻
淡蒼球外節
淡蒼球内節
視床下核
黒質緻密部
黒質網様部
視床
大脳基底核

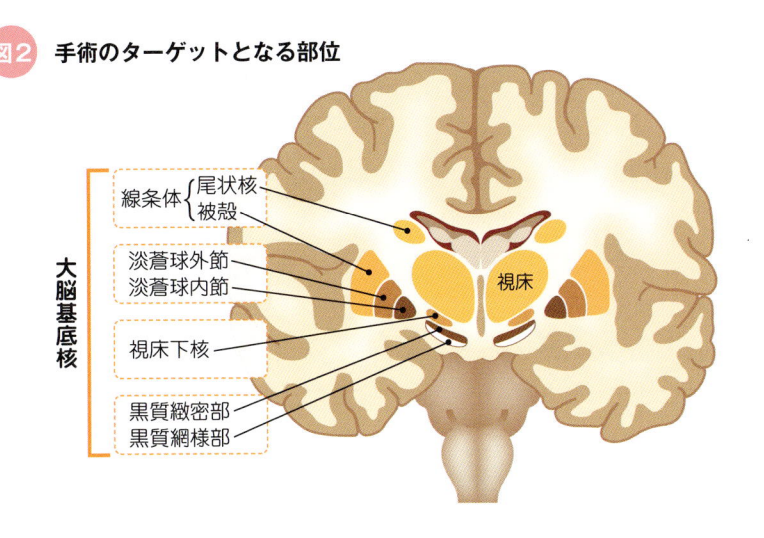

ミンを伝達物質とする神経ネットワークが，運動の調整を行っています（図2）．ドパミンが不足することでこのネットワークが不調に陥り，一部は働きが抑制され，一部は働きが過剰になります．パーキンソン病の治療の中心は不足したドパミンを補充する内服治療です．これに対し，外科的治療はドパミンの補充を目的とするのではなく，ドパミンの不足のため不調をきたした神経ネットワークの，過剰に働いている箇所を抑え，正しい信号伝達ができるようにすることを目的としています．

　内服治療を長期間継続していると，薬の効果が短くなったり，副作用が生じることがあります．こうしたときに外科的治療を取り入れると症状が緩和できることがあります．すべての症状に効果が上がるわけではなく，内科的治療を中止できるものではありません．

パーキンソン病の外科的治療の歴史

　古くから，脳深部のある部分を壊すと止まりにくい震えが止まることが知られていましたが，手術をする部位を正確に定めることは難しく，手術は困難でした．1947年，Spiegelらにより定位脳手術装置が開発されました．「定位脳手術」とはどのようなものでしょうか？　「定位」とは「位置を定める」

という意味です．人間の脳の一部分を定めるため，フレームを頭に装着し，脳の部位をフレーム上の座標で表すのです．つまり，脳の「深い特定の場所」を（x．y．z）の座標系で扱うように工夫したのです．

　この手技を用いて，1950年代から「破壊術（凝固術）」という手術が行われるようになりました．脳の目的とする部位を破壊する手術です．破壊と聞くと荒々しいですが，脳に含まれるタンパク質が，ちょうどゆで卵と同じように，熱を加えると固まる性質を利用しています．ターゲットに対して細い電極を挿入し，先端から熱を加えることで脳に小さな凝固巣を作り，目的とする部位を壊す手術です．その後，手術技術の向上や神経科学の進歩から，手術方法は洗練されましたが，1960年代，レボドパ治療が導入されてからは，パーキンソン病に対する外科的治療は下火になりました．レボドパ治療は大きな効果を上げ，パーキンソン病治療のスタンダードとなりましたが，徐々にその問題点も明らかになってきました．長期間レボドパによる治療を続けていると，ウェアリングオフ，ジスキネジアという症状がみられ，徐々に問題になりました．ジスキネジア改善のために淡蒼球内節（GPi）をターゲットとした破壊術（凝固術）が有効で続けられました．流れが変わったのは，1980年代後半のことです．破壊術（凝固術）のように不可逆的に脳に修飾を加えるのではなく，脳のターゲットとする部位に細い電極を挿入し，電気刺激をすることで治療効果を上げる，脳深部刺激療法（deep brain stimulation: DBS）が開発されたのです．また，動物実験でパーキンソン病では視床下核（STN）という神経核の活動が亢進しており，この部位の破壊でパーキンソニズムが改善されることが明らかになりました．こうしたことから，1990年頃からパーキンソン病に対して，現在主流となっている視床下核脳深部刺激療法（STN-DBS）が開始されました．その後DBS手術後の長期経過の検討でも，すぐれた症状改善効果をもたらすことが明らかとなり,広く行われるようになりました．それまでの破壊術（凝固術）では，一度作成した凝固巣は元に戻せないため，副作用が生じたときに問題となりますが，DBSでは，電気刺激を変更，または中止することで副作用が改善させられることが多く，安全性が高いのです．2000年からわが国では保険適応となり，現在全世界で55000例以上がDBS手術を受けています．

外科的治療の種類

　パーキンソン病に対して行われている手術は，手技の面から大きく2つに分けられます．1つは現在主流となっているDBSです．脳の主なターゲットは視床，淡蒼球内節（GPi），視床下核（STN）などです．もう1つは破壊術（温熱凝固による破壊術）です．主に視床中間腹側核（Vim），淡蒼球内節（GPi）などをターゲットとします（図2）．以下にそれぞれの手術に関して説明します．

脳深部刺激療法（DBS）

　現在外科的治療の中心となっているDBSのなかでも脳の視床下核（STN）という部位をターゲットにした，視床下核脳深部刺激療法（STN-DBS）がもっとも多く行われています．最初にDBSについて説明します（図3）．

　DBSは1987年にパーキンソン病に対して初めて行われ，25年以上の歴史があります．脳のターゲットの部位に直径1.27mmのリード電極を挿入します．1本のリードには4カ所の刺激電極が存在します（図4，5）．脳に挿入したリード電極は頭蓋骨にあけた10円玉大の穴を通じて皮下に出し，延長用のリードと接続し，前胸部に埋め込んだプログラム可能なバッテリー内蔵型刺激発生装置へと接続します（図6）．刺激は医師がプログラム

図3　DBS治療の概略
（Copyright Medtronic,Inc）

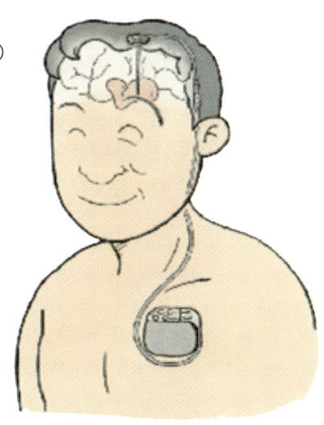

図4 リード電極
（Copyright Medtronic,Inc）

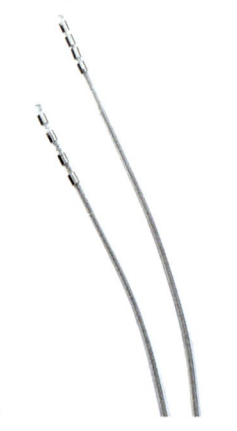

図5 リード電極挿入後のX線写真

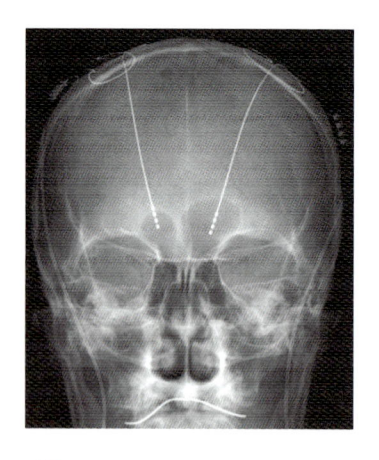

図6 バッテリー内蔵型刺激発生装置
（Copyright Medtronic,Inc）

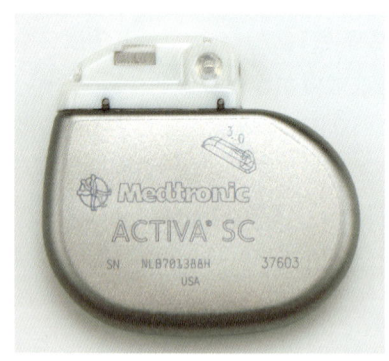

図7 医師用刺激プログラム装置
（Copyright Medtronic,Inc）

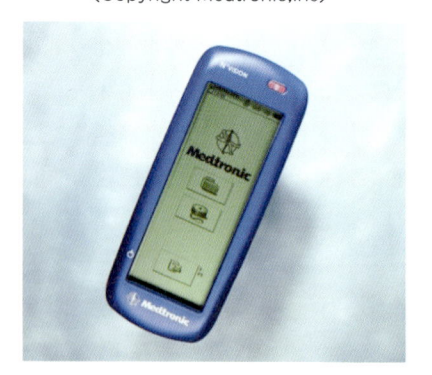

装置を用いて設定します（図7）．電極が複数あり，刺激の強度や頻度などのパラメーターを変えられるため，臨床効果や病状進行に応じて最大限の効果が上がるよう設定を変えることができます．

　リード電極挿入手術は通常局所麻酔で行います．まず頭にフレームを装着します．この状態でMRIを撮影し，画像をコンピュータで処理し，ターゲットとする部位をフレーム上の座標へと置き換えます．その後，記録電極を用いて，1mm単位でターゲットとする部位に到達したか調べながらリード電

極を留置します．この際試験刺激を行い，実際に臨床効果が上がることを確認してから電極を留置することが多いです．前胸部へのプログラム可能なバッテリー内蔵型刺激発生装置の埋め込みは全身麻酔で行われます．これらの手術は大変精確な技術が要求され，また術中の症状変化の観察が必要であることから，多くの施設では神経内科医と脳外科医が協力してチームを作り，治療にあたっています．

　手術が終わり，刺激治療が開始されたのちも，症状に応じて刺激を変更することで，治療効果をよりよいものへとすることができます．バッテリー内蔵型刺激発生装置は4〜8年で交換が必要です．体外から充電可能な装置も開発され，一部採用されてきています．残念ながら充電池の劣化があるため10年程度での交換が必要です．この分野の進歩は目覚ましいものがあり，今後も新たなデバイスが開発されると考えられます．

　手術を受けた方や家族が気を付けるべきことがあります．それは心臓ペースメーカーなどと同様の体内埋め込み式医療機器であり，電磁波などの影響を受けることがあるということです．携帯電話などの通常の使用では影響を受けませんが，MRIなどの医療機器の使用には制限があります．手術後はこうした治療を受けたことを表す手帳とカードを受け取りますので（図8），医療機関を受診する際などは，提示する必要があります．航空機を利用する場合にも持参し，手荷物検査の際に提示する必要があります．また，患者

図8　患者用手帳とカード（Copyright Medtronic, Inc）

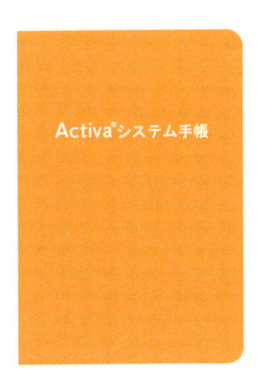

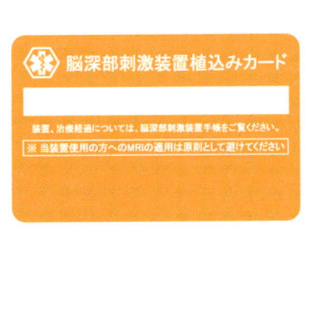

図9 患者用プログラマ（Copyright Medtronic,Inc）

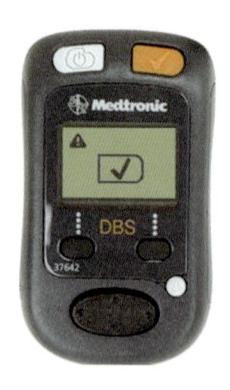

用プログラマ（図9）を受け取ります．これはDBSの刺激装置の状態を確認したり，装置の電源を入れたり切ったりするためのものです．1日1回，きちんと作動しているか自己確認することが大切です．何らかの外部からの刺激でDBSの電源が切れるということが起こりえますが，プログラムが書き換わるようなことはないので，切れている際には落ち着いて電源を再投入するよう指導します．

　DBSの最大の利点として，刺激を変更できることがあげられます．病状や症状変化に応じて内服薬を調整するように，刺激を変更できます．刺激のためと思われる副作用が生じたときには，変更したり中止したりすることができます．左右差が大きな症状に対しては左右の刺激設定に差をつけることで，最適な治療が行えます．欠点としては，バッテリー寿命に応じて刺激発生装置を取り換える必要があること，またどのような手術でも起こりうることですが，出血や感染といったリスクがあります．手術の合併症は全体で約1〜5％以下と報告されています．

　手術のターゲットとしては，現在は運動症状の改善効果が高いために視床下核（STN）が選ばれることが多いです．そのほかジスキネジアの改善効果が高い淡蒼球内節（GPi），振戦に効果が高い視床（視床中間腹側核：Vim）がターゲットとして選択されます．ターゲットの選択は，症状，それまでの治療，手術時年齢などを神経内科医・脳外科医が総合的に判断し決定します．

表1 ● 各ターゲットの手術効果

視床下核（STN）	視床中間腹側核（Vim）	淡蒼球内節（GPi）
運動症状を改善	振戦に持続的効果	ジスキネジアの著明改善
ジスキネジアのないオン時間の増加	無動，固縮，姿勢異常には効果はない	ジスキネジアのないオン時間の増加
レボドパ投与量の減量（肩代わり効果）		レボドパ投与量は不変
オフ時の症状底上げ		精神症状の出現は少ない

各ターゲットの主な特徴を表1に示します．

破壊術

そのほかの手術法として，先にもあげた破壊術（凝固術）があります．破壊術（凝固術）は熱を加えると脳のタンパク質が固まる性質を利用した治療です．基本的な手技は DBS と同じですが，刺激電極を挿入せず，ターゲット部位に挿入した電極の先端を熱することで温熱凝固を起こさせ，凝固巣を作成します．DBS と異なり，リード電極や刺激発生装置の埋め込みを行わず，交換などが必要ない面では優れていますが，不可逆的な治療であり，副作用などを考え，適応は慎重に判断されます．

ガンマナイフ

また，内容としては破壊術の一種ですが，がん治療などに用いられる放射線治療を応用したガンマナイフという治療があります．これはターゲットとする部位に集中して放射線を照射し，破壊する治療です．現時点ではわが国ではパーキンソン病に対するガンマナイフ治療は保険適応の対象ではなく，自由診療となるため，費用負担の問題があります．侵襲も少なく，すぐれた治療法ではあるので，今後の展開が期待されます．

DBS 治療のながれ

　パーキンソン病に対する DBS はどのような基準で行われるのでしょうか？　またどのように進めるとより効果が上がるのでしょうか？

　パーキンソン病の治療の中心は内服治療であり，困っている症状・障害があればまず内服治療を開始し，すでに開始されていれば調整を試みることになります．その結果改善が得られればよいですが，薬剤による改善の見込みが少なく，DBS の効果が上がりそうであれば，適応を検討することとなります．いつ手術を行うか，時期に決まりはありません．しかし，年齢を重ねるほど，他の疾患の合併も多くなり，いろいろな面で手術を行うことが困難になってきます．そのため，パーキンソン症状による社会的制約が大きくなる前に，総合的に判断し，手術適応を判断します．

　手術を行うことになれば，いうまでもないことですが，正確で副作用のない手術が求められます．目的とした脳の部位に正確にリード電極が挿入され，手術中の試験刺激で効果・副作用を確認し，出血や感染を起こさないよう手術がすすめられます．

　術後には正確な検証が行われます．CT などの画像検査で正確な位置に電極が留置されたことが確認されたのち，刺激が開始されます．1 本のリード電極には 4 カ所の刺激部位が存在しますが，どの電極が治療に適切であるか，試験刺激などを経て決定されます．

　その後は刺激の調整とともに内服薬の調整が必要になります．DBS をしたことがゴールではなく，その後の刺激調整と内服治療を根気よく続けることが大切です．これらの治療を完全に行えたとしても，すべてをよくすることはできません．DBS は症状を改善しますが，ドパミン補充をするわけではないので，内服をやめられるわけではありません．各々をよく理解してもらって，治療を続けることが大切です．

STN-DBS の利点・問題点

　STN-DBS は，どのような症例に適しているのでしょうか？

STN-DBSは，程度の差はあれすべての運動症状の改善効果があります．特にオン時間が延長し，内服薬を減らせること，オフ時間の症状の底上げ効果が大きいです．手術5年後の調査では運動機能が術前より改善されていた例が54％，生活の質の改善がみられた例が49％で，レボドパ内服量，ジスキネジアも術前より減少していました．またDBSと薬物治療を比較した研究では，6カ月後の評価で，DBS治療は薬物治療のみの例より運動症状，ジスキネジアなどが改善していたことが報告されています．

　このようにみていくとDBSは非常に優れた治療に思われます．しかし，効果が上がりにくい症状もあります．姿勢異常，歩行，バランスなどの障害，認知力低下，痛みなどの非運動症状に関しては効果がみられません．

　また，副作用やそのほかの問題点も指摘されています．周術期の，出血や感染といった問題が約1～5％にみられます．そのほか，長期的な問題点として，認知機能障害，気分障害，精神症状が生じたり，悪化することがあります．これらは，術前から認知機能が低下していたり，精神症状を抱えた症例でリスクが高いことが知られ，術前にこうした問題点が明らかな場合，DBSの効果が上がりにくく，むしろ悪化させる場合もあるため，手術は控えるべきです．また，内服薬を減らせることは薬剤により引き起こされた合併症のみられる症例に対しては大きな利点ですが，逆に減量することにより薬剤のもつ非運動症状に対する効果などが弱まり症状悪化を引き起こすこともあるため注意が必要です．

　STN-DBSの効果を得やすい因子として，より若い年齢，オン時の良好なレボドパ効果，パーキンソン病罹患期間が短く，歩行障害や姿勢異常がない，認知症がないといった条件があげられます．逆に先にも述べたように，認知症や他の精神症状の合併があること，高齢，レボドパへの反応性がよくない，病悩期間が長期，姿勢異常が強いといった症例には効果が得にくく，結果的に生活の質を悪化させる可能性があるため，避けられることが多いです．

　パーキンソン病の症状や経過は個々に異なり，薬剤治療との兼ね合いや，生活状況，社会的な面などを総合的に判断して手術の適応を判断すべきです．

そのほかの治療

同じ DBS 治療でも，ターゲットの異なる淡蒼球内節脳深部刺激療法（GPi-DBS），視床中間腹側核脳深部刺激療法（Vim-DBS）などが広く行われています．GPi-DBS はパーキンソン病のジスキネジアに効果があるほか，ジストニアなどの疾患に対しても行われます．パーキンソン病に対して行われる場合，STN-DBS と異なり内服薬の減量は困難です．しかしジスキネジアの抑制効果は高く，精神症状を引き起こすリスクも比較的低いため，特に比較的高齢の症例に対して行われることがあります．運動症状の改善効果は長期予後の検討では STN-DBS と比べやや劣るか，ほぼ遜色がないとされ，合併症の問題はやや少ないとの報告もあります．また Vim-DBS は振戦の抑制効果が高く，内服薬の効果が低い難治性振戦などに行われます．

先に示した破壊術やガンマナイフは，淡蒼球や視床をターゲットとして行われることが多いです．破壊術は有効ですが，合併症などを考え，その適応は慎重に判断されます．

その他の外科的治療として，Duodopa® システムという胃瘻を用いた治療があります（図10）．レボドパは十二指腸から吸収されますが，食事や

図10　Duodopa® 十二指腸内薬剤持続注入システム
(Richards L. Parkinson disease: Intrajejunal duodopa improves nonmotor symptoms. Nat Rev Neurol. 2009; 5: 354)

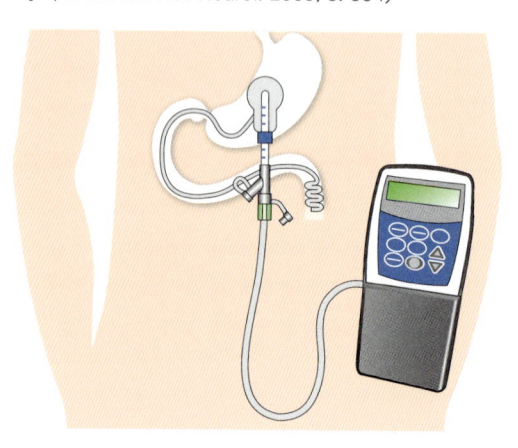

胃の状態に影響されやすく，そうした影響を防ぐため，直接十二指腸に薬剤を持続的に投与する治療法です．胃瘻に挿入したチューブを十二指腸へと挿入します．このチューブを使い，体外からポンプで持続的に薬剤を十二指腸内へ送り込む治療法です．進行期のオンオフが激しい症例，少量の薬剤を継続的に投与したい症例，DBS 治療が困難な症例に対し行われます．現在わが国でも治験が行われており，近い将来進行期のパーキンソン病症例に対し実用化されると考えられます．機器関連のトラブルは少数で認めるものの，運動症状の改善効果は高く，有用な治療法になりそうです．

将来の治療法として，そのほかに，遺伝子治療や幹細胞移植などがありますが，まだ研究段階であり，ここでは割愛します．

おわりに

パーキンソン病に対する外科的治療について述べました．現在主流となっている STN-DBS を中心に，その適応，利点・欠点に関して述べました．DBS はウェアリングオフ，ジスキネジアのある進行期パーキンソン病に対し，確立した治療です．しかし，パーキンソン病のすべての症状に効果があるわけではなく，認知力低下，姿勢・歩行，その他非運動症状の改善効果は乏しいです．治療法のリスクはよく知られてきており，認知症やうつのある症例には行うべきではありません．症例ごとに障害の程度，治療薬の反応性などを検討し，適応や施行時期を決め，施行を検討する必要があります．

● 参考文献

1) Krack P, Batir A, Van Blercom N, et al. Five-year follow-up of bilateral stimulation of the subthalamic nucleus in advanced Parkinson's disease. N Engl J Med. 2003; 349: 1925-34.
2) Deuschl G, Schade-Brittinger C, Krack P, et al. A randomized trial of deep-brain stimulation for Parkinson's disease. N Engl J Med. 2006; 355: 896-908.
3) Welter ML, Houeto JL, Tezenas du Montcel S, et al. Clinical predictive factors of subthalamic stimulation in Parkinson's disease. Brain. 2002; 125(Pt 3): 575-83.
4) Kleiner-Fisman G, Herzog J, Fisman DN, et al. Subthalamic nucleus deep brain stimulation: Summary and Meta-analysis of outcomes. Mov Disord. 2006; 21(Suppl 14): S290-S304.
5) Hamani C, Richter E, Schwalb J, et al. Bilateral subthalamic nucleus stimulation for Parkinson's disease: A systematic review of the clinical literature. Neurosurgery. 2005; 56: 1313-24.

6) Nirenberg MJ. Dopamine agonist withdrawal syndrome: implications for patient care. Drugs Aging. 2013; 30: 587-92.
7) Weaver FM, Follett KA, Stern M, et al. Randomized trial of deep brain stimulation for Parkinson disease: thirty-six-month outcomes. Neurology. 2012; 79: 55-65.
8) Moro E, Lozano AM, Pollak P, et al. Long-term results of a multicenter study on subthalamic and pallidal stimulation in Parkinson's disease. Mov Disord. 2010; 25: 578-86.
9) Zibetti M, Merola A, Ricchi V, et al. Long-term duodenal levodopa infusion in Parkinson's disease: a 3-year motor and cognitive follow-up study. J Neurol. 2013; 260: 105–14.

〈木村活生，田中章景〉

8 リハビリテーション

パーキンソン病患者にリハは必要なのか？

　日本におけるリハビリテーション（リハ）の進め方は，急性期，回復期，維持期（生活期）へと，一貫した治療を目標として行っています．脳卒中などを対象としたリハは超急性期治療のときよりかかわることが一般的となり，医療者の間でもリハは広く浸透したといえます．ただし，それぞれ役割を担う施設は変えて行うことが多く，地域リハでの状況は地域間格差が大きいのが現状です．

　脳卒中などの突然発症するような疾患とは異なり，パーキンソン病など神経変性疾患の場合は，運動障害などが徐々に進行し，日常的に困ることが増えてからリハ依頼を受けることが多いです．パーキンソン病での治療は薬物治療が大きな柱となり，治療についてのガイドライン策定により日本においては一定水準の薬物療法がなされるようになったと推測します．リハが治療手段の1つであり，患者自身，薬物治療の効果を実感している場合，社会人としての生活も継続していることもあり，運動の習慣をつけることは難しい場合があります．リハ依頼を受けることが多い患者が困っている状況というのは，症状の日内変動が増え，すくみ足のため転倒に至ることも少なくはなく，このような状況の場合，前傾姿勢など姿勢の問題はほぼ認められています．体幹が前傾もしくは側屈している場合，体幹筋の左右差，筋力低下，筋萎縮を認め，感覚統合の悪さもあってボディイメージは崩れており，その状態よりリハを開始してもリハ効果はあるが，廃用による筋力増強より開始する必要があり，リハ効率は悪いです．パーキンソン病の姿勢の問題および歩行障害はほぼ認められる問題であるため，前もってそのことを踏まえた体

表1 ● リハは運動症状改善に有効か？

運動療法が身体機能，健康関連QOL，筋力，バランス，歩行速度の改善に有効である．（グレードA）

外部刺激，特に音刺激（音楽療法）による歩行訓練で歩行は改善する．（グレードA）

運動療法により転倒の頻度が減少する．（グレードB）

（パーキンソン病治療ガイドライン2011）

操や自主訓練，および教育指導が必要です．患者の症状安定を図ることを治療目標とすることを第一に考えるのであれば，パーキンソン病の診断と同時に，疾患に関しての教育および運動やリハについての教育も行うことが望ましいと考えます．

　日本神経学会が監修した「パーキンソン病治療ガイドライン2011」において（表1），リハに関する推奨グレードAとして，運動療法が，身体機能，健康関連QOL，筋力，バランス，歩行速度の改善に有効であるとされており，適切な運動やリハはパーキンソン病の治療の重要な一手段であるといえます．また，Montgomeryらは，パーキンソン病患者をランダムに2群に分け，片方には生活指導や運動指導等を行い，もう片方にはケアを行い6カ月間の経過をみたところ，前者では，訓練時間の増加，オフ時間の減少，QOLの評価改善を有意に認め，さらに，後者ではレボドパ量の増加を有意に認めたが，前者においてはレボドパ量の増加を認めなかったと報告しています．

　薬物療法は大切な治療の柱ですが，運動指導をあわせて行うことで，その効果をより引き出すことができ，QOLの向上におおいに貢献できると考えます．

パーキンソン病患者自身が困っていることは何か？

　ここで，患者自身が困っていると自覚していることについて，アンケート調査を行った結果について簡単に述べます．リハでは，治療目標をたてることを前提とし，訓練や指導を行っていますが，患者のニーズをとらえることは重要です．

　総計348名（男性154名，女性194名）よりアンケートに協力をいただきました．平均年齢は69.7 ± 8.5歳，罹病期間は7.8 ± 5.7年でした．このうち，介助が必要でない者は168名（男性76名，女性92名，平均年齢68.1 ± 7.9歳，罹病期間6.5 ± 7.2年），介助が必要な者は175名（男性78名，女性97名，平均年齢71.2 ± 8.8歳，罹病期間9.1 ± 6.3年）でした．介助が必要な日常生活上の動作では，歩行においても必要ではありますが，もっとも多いのは更衣動作でした（図1）．また，困っていることについては，介助が必要ない者は，ふるえ，前傾姿勢，疲労，便秘の順に多いが，介助が必要な者では，前傾姿勢，足のすくみ，便秘，疲労，小声，排

図1　患者対象のアンケート調査①　（文献3より）

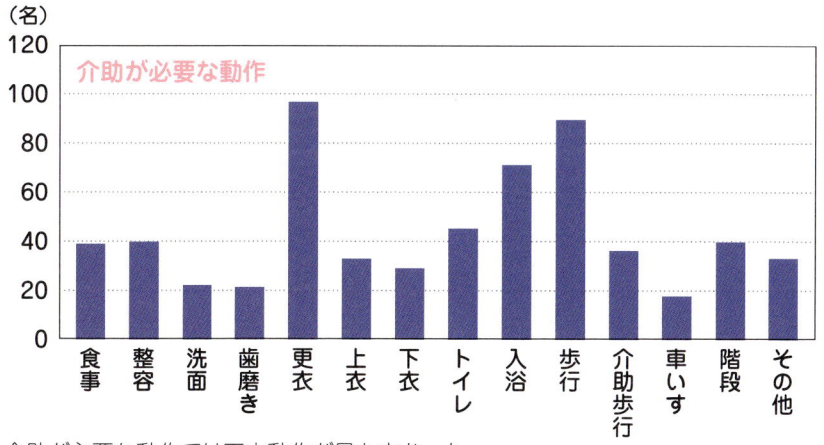

介助が必要な動作では更衣動作が最も高かった．

図2 患者対象のアンケート調査② （文献3より）

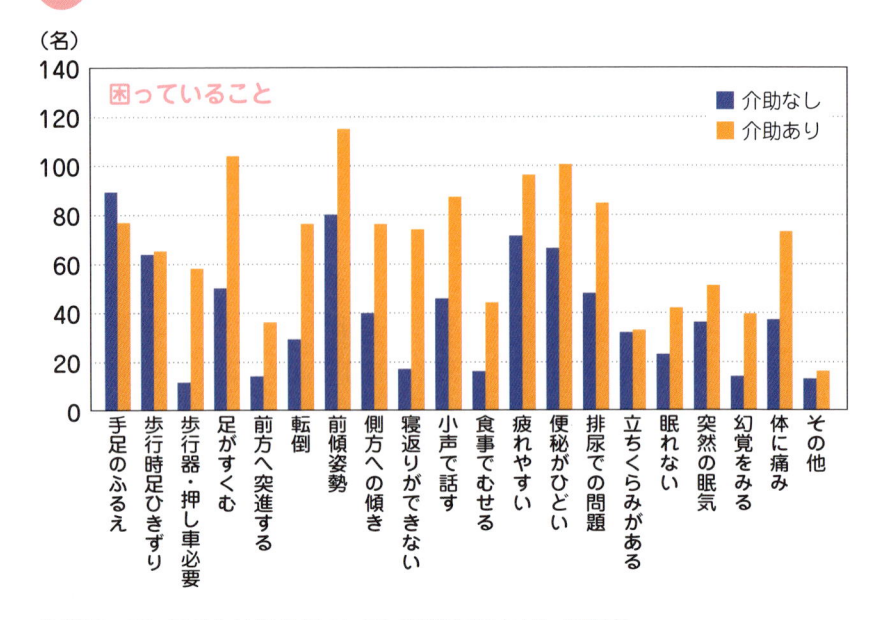

普段困っていることは何かについて（複数回答あり）の質問．
介助が必要ない者では，ふるえ，前傾姿勢，疲労，便秘の順に多いが，介助が必要な者では，前傾姿勢，足のすくみ，便秘，疲労の順に多かった．

尿の問題の順に多いという結果でした（図2）．症状の進行とともに，運動症状だけでなく，非運動症状の合併があり，患者自身が困っている症状の順位は変動します．さまざまな症状の中でどこからリハアプローチを行うかは，症状の所見だけをみるのではなく，日常生活での状況まで把握する必要があります．

　また，多くの患者が訓練効果はあると自覚していました．ふだんより運動などを行っていると答えた者は71％おり，そのほとんどの者が運動効果を実感していました．効果として自覚している内容は，介助の有無に関係なく，歩行がしやすくなった，体がやわらくなった，筋力がついた，日常動作がしやすくなったと答えている者が多かったです（図3）．患者の実感としては，リハや運動の効果はあり，歩行や日常動作の不自由さが軽減している印象があります．

以上のように患者のニーズは多岐にわたっており，個々のニーズは何かということを的確につかみ，評価を行った上で，多くの課題の中から優先順位を意識しながら訓練および生活指導を行うことが大切です．早期よりリハ指導の機会を設けることで，患者のADLおよびQOLの向上を図ることができると考えます．

図3　患者対象のアンケート調査③　（文献3より）

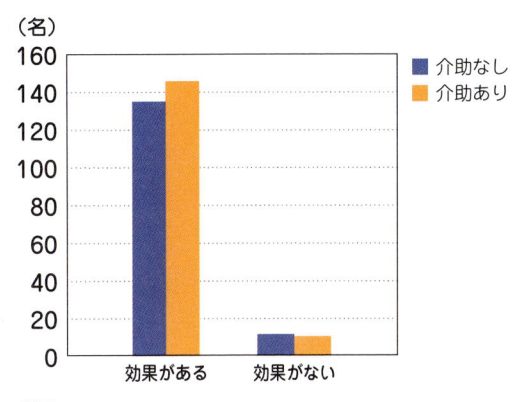

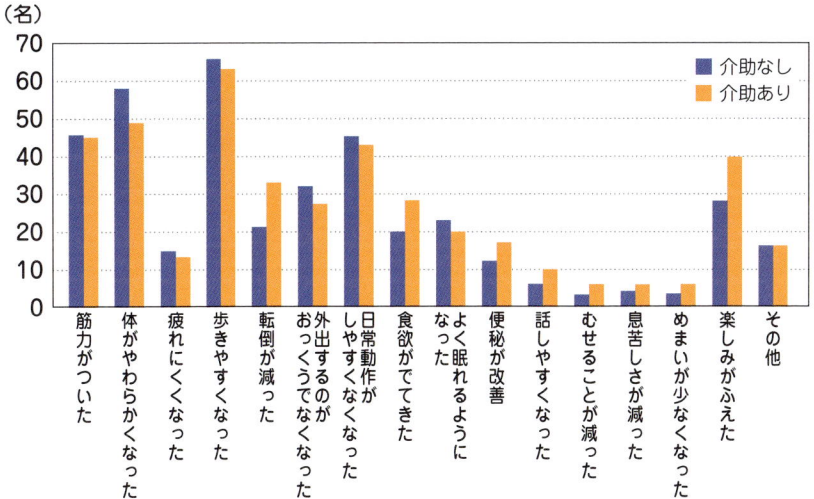

運動やリハの効果についての質問では，ほとんどのものがあると答えており，歩きやすくなった，体が柔らかくなった，筋力がついたなどが実感されている．

パーキンソン病のリハの進め方とは？

　パーキンソン病が脳血管障害などの疾患と明らかに異なることは，中枢神経変性疾患のため，進行性疾患であるということ，症状の進行とともに運動症状だけでなく非運動症状の合併もみられること，抗パーキンソン病薬の副作用の影響が起こること，また，罹病期間は長く，そのため加齢に伴う廃用の影響を受けやすいことです．リハ依頼があって診察をした際，不活動に伴う二次的な障害としての関節可動域の制限や廃用性筋力低下を合併していることは多いです．二次的な障害を改善し，正しい姿勢について意識ができるようになると，さまざまな動作，歩行は円滑に行えるようになります．

　パーキンソン病症状に対する訓練は，合図（cue）を利用した外発性随意運動を取り入れたリズムや音楽にあわせた歩行や動作練習があります．歩行障害や姿勢反射障害を伴っているパーキンソン病患者に対しても試みる価値は高い訓練です．これは，矛盾性運動（kinesia paradoxa）を利用した運動です．パーキンソン病では，すくみ足が出現している時に足元に置かれた棒をまたいで移動することができる現象があり，視覚刺激や聴覚刺激を利用した運動の効果がよく報告され，小脳・運動前野系を駆動している可能性があるともいわれています．1〜2 Hzのリズムにあわせた歩行訓練は，自分のペースでの歩行訓練より，歩行速度や歩行率などにおいて有意に改善するとの報告があります．視覚的cueは歩行開始時の歩行の振幅を正確に行うようにさせ，聴覚的cueは歩行のタイミングを維持し，方向転換時の非対称性を減じるとの報告があります．

　最近，LSVT（Lee Silverman Voice Treatment）® LOUDやLSVT® BIGの訓練方法が報告されています．発声や動作を小さく行ってしまい，その自己修正が難しいが，その誤った感覚情報を自分で校正できることを目的とした再教育プログラムです．音楽のリズムにあわせて歩行訓練を行う音楽療法の有効性の報告は多いです．また，すくみ足に対する対策を図4に示しました．

図4 すくみ足に対する対策
(真野行生,編.ケアスタッフと患者・家族のためのパーキンソン病―疾病理解と障害克服の指針―.東京:医歯薬出版;2002)

①まず,一方の足を半歩後へ引く　②同じ足を前方へ振り出す

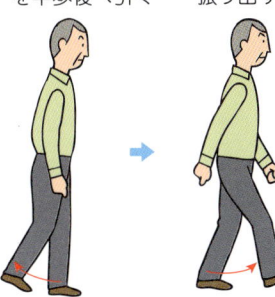

すくみ足の際の歩行開始法

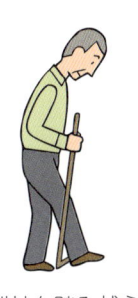

L字型杖を踏み越えて1歩めを踏み出す

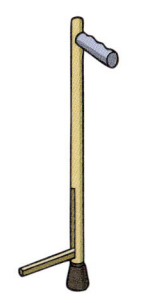

すくみ足患者用杖

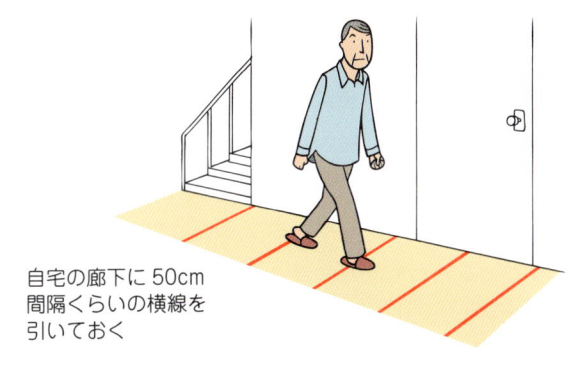

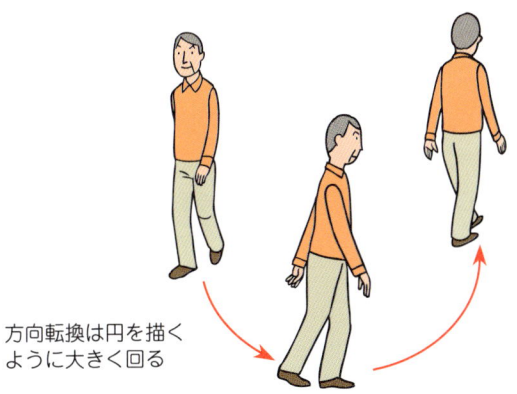

自宅の廊下に50cm間隔くらいの横線を引いておく

廊下にテープで横線をひいてまたげるようにしたり,大きく回るように方向転換を行うなどの工夫がある.

方向転換は円を描くように大きく回る

6 病期と治療方法

❽ リハビリテーション

パーキンソン病では感覚の統合の問題と，体の使い方がうまくできないことや，手続き記憶の問題や遂行機能障害などの前頭葉の問題があり，運動学習がうまくできません．また，運動が残存ドパミン神経細胞のドパミン産生を促進し，強い運動はシナプス可塑性を最大にし，複雑な活動性はより大きな構造的適応を促進するとの報告があります．ドパミン神経細胞は運動の多さに対応するとの報告があり，パーキンソン病は疲労しやすい面があるため注意は必要ですが，早期においては，運動負荷量は多い方が効果的である可能性が高いです．ただし，個人差はあり個別対応は必要です．運動学習のポイントとしては，①個々がイメージしやすいものであること，②視覚的cueや聴覚的cueを利用すること，③患者にとって楽しいものであることなどがあります．

　非運動症状の合併がみられる場合では，運動の際は特に，自律神経症状の中でも起立性低血圧や食事性低血圧については確認を行う必要があります．

　小声などの構音障害や嚥下障害の合併がみられ，構音や嚥下に対するリハは必要となります．経過の中で，著明な体重減少はほぼ認められ，栄養管理も含めて考慮することは重要です．また，疲労しやすい疾患であり，訓練における注意点および生活指導は必要で，痛みによる運動や動作への影響も出てくることがあります．うつ状態やアパシーを合併することもあり，体操や運動に対する意欲が低下していることもあります．患者にとってわかりやすく行いやすい体操や運動を提供することが大切です．

　以上のように，個々の病態・病期に応じた取り組みが必要となります．歩行障害を呈すると転倒の危険性は高まり，環境整備を検討する必要があり，日常生活動作においての指導も必要となってきます（図5）．また，パーキンソン病は20年以上の経過をたどることが多く，経過途中においては，加齢の影響を受け，筋力低下・持久力低下などの廃用症候群に陥りやすくなっています．表2に病期に応じたリハのアプローチ内容について示します．

図5 自助具の工夫と環境整備
(真野行生, 編. ケアスタッフと患者・家族のためのパーキンソン病―疾病理解と障害克服の指針―. 東京: 医歯薬出版; 2002)

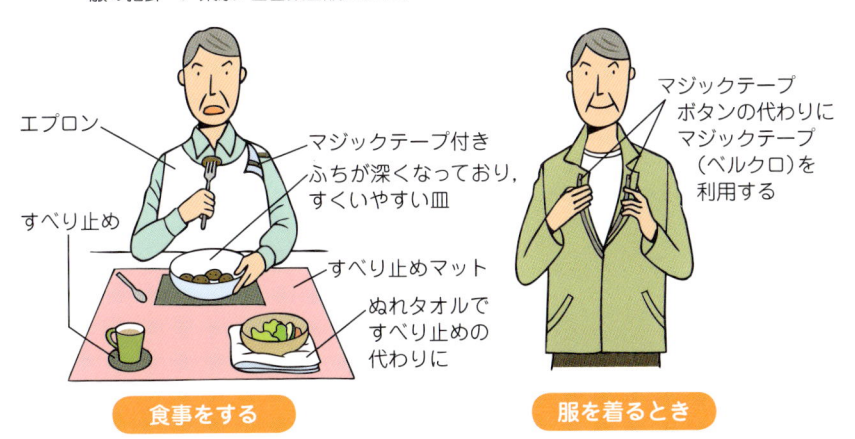

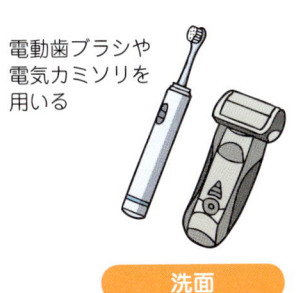

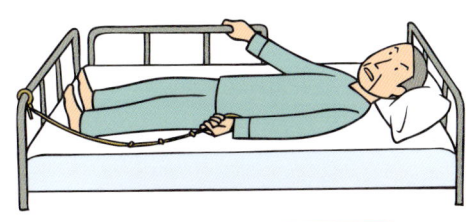

食事をする
- エプロン
- すべり止め
- マジックテープ付き
- ふちが深くなっており, すくいやすい皿
- すべり止めマット
- ぬれタオルですべり止めの代わりに

服を着るとき
- マジックテープ
- ボタンの代わりにマジックテープ（ベルクロ）を利用する

洗面
- 電動歯ブラシや電気カミソリを用いる

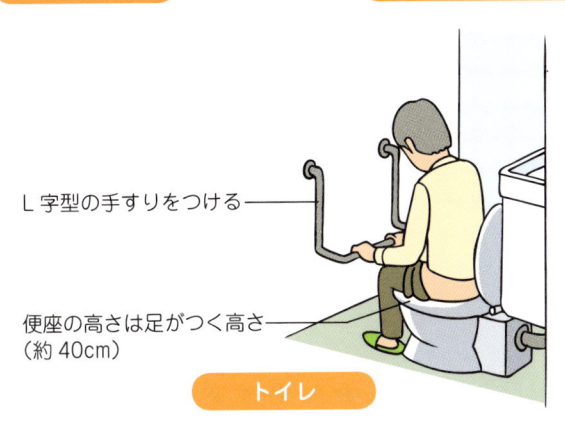

ベッドから起き上がるとき
- ベッドに柵をつける.
- ロープをもって起き上がる

トイレ
- L字型の手すりをつける
- 便座の高さは足がつく高さ（約40cm）

図5 自助具の工夫と環境整備（つづき）

（真野行生, 編. ケアスタッフと患者・家族のためのパーキンソン病―疾病理解と障害克服の指針―. 東京: 医歯薬出版; 2002.）

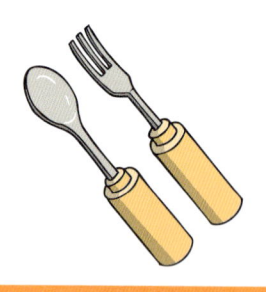

持ちやすいスプーンとフォークの例

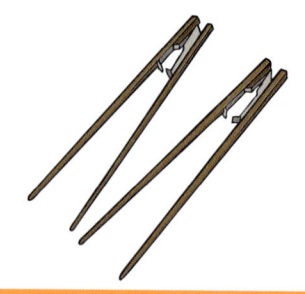

ピンセット型箸の例

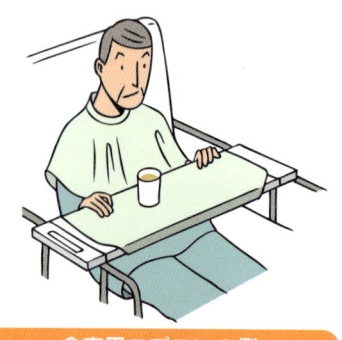

食事用エプロンの例

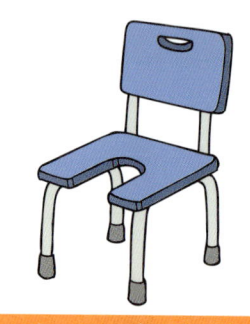

シャワーベンチの例

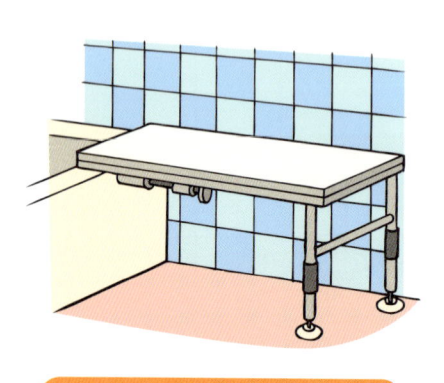

入浴補助台の例

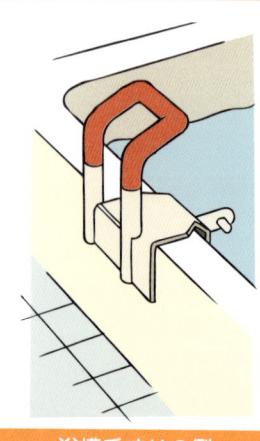

浴槽手すりの例

表2 ● パーキンソン病の病期にあわせた目標と介入

病期の進行とともに，適切な対応が必要となり，介入内容は変化する．

H-Y 1～2.5	H-Y 2～4	H-Y 5
治療目標 ・活動性低下予防 ・動作や転倒への不安予防 ・身体機能の維持・向上	**追加治療目標** ・転倒予防 　コア領域の制限の減少 　→移乗 　→姿勢 　→リーチと把持 　→バランス 　→歩行	**追加治療目標** ・生命機能維持 ・褥瘡予防 ・関節拘縮予防
介入 ・活動的なライフスタイルの奨励 ・身体機能の向上と活動性低下予防のための情報提供 ・バランス、筋力、関節可動域、有酸素容量を改善する積極的訓練 ・配偶者，介助者への指導	**追加介入** ・自宅での動作を含んだ機能課題運動 ・一般的な戦略 ・パーキンソン病特有の戦略 　→認知運動戦略 　→Cueをとりいれた戦略 ・複数の課題を同時に処理するための情報提供	**追加介入** ・ベッド、車いすでの姿勢調整 ・介助下での動作訓練 ・関節拘縮と褥瘡予防のための情報提供

(Keus SH, et al. Mov Disord. 2007; 22: 451-60)

自主訓練の指導とは？

　自主訓練は患者が行うことができる治療法です．病状が進行すると学習効率は低下していることもあり，診断と同時に教育的指導がある方がよいと考えます．

　患者が取り組みやすい体操を紹介します．廃用による筋力低下では下肢近位筋に生じやすく，大腿四頭筋と大腰筋に対する安全にかつ簡単にできる筋力訓練の指導を行います．指導のポイントとしては，絵に書いて説明することは前提ですが，可能な限り少ない項目とし，頻回に行うことができる簡便なものになるようにします．大腿四頭筋筋力訓練では，座位で片脚の膝関節を伸展させ大腿四頭筋の筋収縮を行うものがわかりやすいです．5～10秒間膝関節伸展位を維持し，患者の状態に合わせて回数を設定します．大腰筋

も含め股関節屈筋群に関する筋力訓練では，座位で足踏みを行います．患者は，素早くあまり膝を上げずに行う傾向があり，ゆっくりと，膝を高く上げて行うことがポイントです．いくつか座位で行える自主訓練について示します（図6）．ここでは，前傾姿勢などに対して体幹筋（背筋）を意識したものも含んでいます．特に姿勢をただす，あるいは胸を張るような動作は，1

図6 座位で行える自主訓練

(中馬孝容．パーキンソン病のリハビリテーション．In: 辻　省次，総編集，髙橋良輔，専門編集．パーキンソン病と運動異常．東京：中山書店; 2013. p.363-71)

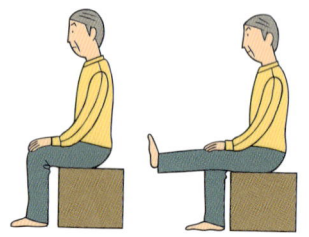

(a) 膝関節を伸展させる運動
膝関節伸展筋群の筋力訓練となる．大腿四頭筋を意識させることがポイントである．

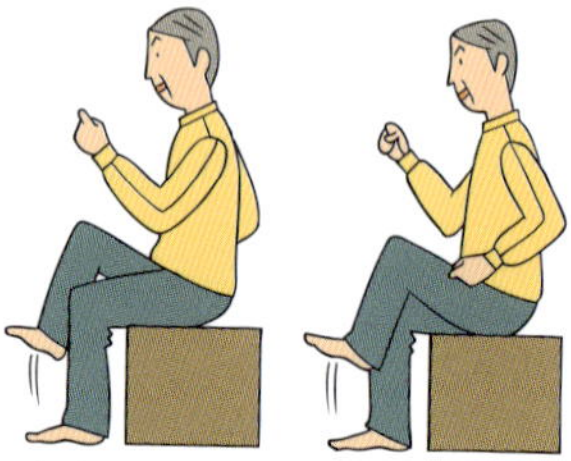

(b) 座位での足踏み練習
膝を高く上げて，ゆっくり行うことが大切．股関節屈筋群の筋力強化につながる．

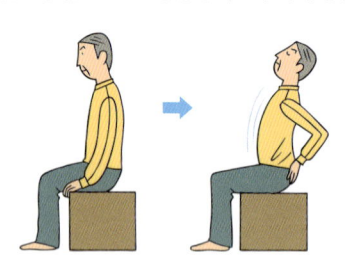

(c) 胸をそらせる体操
前傾姿勢であれば，なおさら必要となる．1日の中で，作業の合間に行うことがすすめられる．

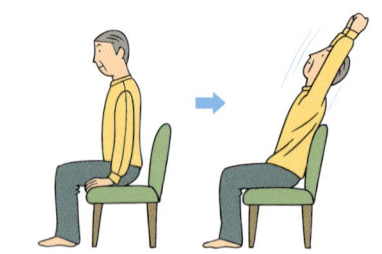

(d) 体をのばす体操
頸部から腰部まで，さらには腹筋もしっかりと伸ばすことがポイントである．

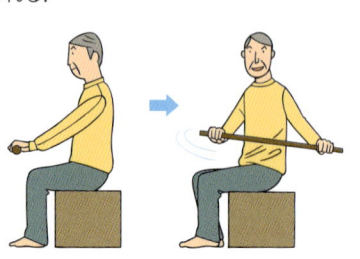

(e) 体幹関節の運動
棒を使用しての体操で，しっかりと体をねじることが大切である．ほとんどの場合左右差がみられ，関節可動域最大まで行うことが重要である．

日頻回に行い，姿勢を意識することが重要です．定期的な評価を行い，効果があったときはそれを患者に説明し，うまく効果が発揮できていないときは指導内容を変更し，患者に意識させるように工夫します．自主訓練を行ったかどうかについてのチェック表があると，自ら振り返ることができ，運動意欲を持続させる工夫となります．

　近頃はチーム医療の重要性についてあらゆる疾患でいわれるようになりました．これは神経難病においても同様ですが，臨床の現場においては，症状が進行し日常生活において問題が生じてから，リハ依頼され地域リハ担当者間でのチームが構成される傾向にあります．可能な限り診断時よりチームとして取り組める体制が確立されることで，長きにわたりパーキンソン病と付き合っていく患者の QOL はさらに向上すると考えます．

● 参考文献

1) 日本神経学会, 監修.「パーキンソン病治療ガイドライン」作成委員会, 編. パーキンソン病治療ガイドライン 2011. 東京: 医学書院; 2011.
2) Montgomery EB, Lieberman A, Singh G, et al. Patient education and health promotion can be effective in Parkinson's disease: a randomized controlled trial. Am J Med. 1994. 97: 429-35.
3) 中馬孝容, 小林庸子. 滋賀県の理学療法士を対象としたパーキンソン病の理学療法に関するアンケート調査. 厚生労働科学研究補助金　難治性疾患克服研究事業　希少性難治性疾患患者に関する医療の向上及び患者支援のあり方に関する研究　平成 24 年度　総括・分担研究報告書. 平成 25 年 3 月. 2013. p.134-6.
4) Thaut MH, McIntosh GC, Rice RR, et al. Rhythmic auditory stimulation in gait training for Parkinson's disease patients. Mov Disord. 1996; 11: 193-200.
5) Nieuwboer A. Cueing for freezing of gait in patients with Parkinson's disease: A rehabilitation perspective. Mov Disord. 2008; 23 Suppl 2: S475-81.
6) Spielman J, Ramig LO, Mahler L, et al. Effects of an extended version of the Lee Silverman voice treatment on voice and speech in Parkinson's disease. Am J Speech Lang Pathol. 2007; 16: 95-107.
7) 林　明人. Parkinson 病と音楽療法. 神経内科. 2007; 67: 236-42.
8) 真野行生, 編. ケアスタッフと患者・家族のためのパーキンソン病―疾病理解と障害克服の指針―. 東京: 医歯薬出版; 2002.
9) Hirsch MA, Farley BG. Exercise and neuroplasticity in persons living with Parkinson's disease. Eur J Phys Rehabil Med. 2009; 45: 215-29.
10) Keus SH, Bloem BR, Hendriks EJ, et al. Evidence-based analysis of physical therapy in Parkinson's disease with recommendations for practice and research. Mov Disord. 2007; 22: 451-60.
11) 中馬孝容. パーキンソン病のリハビリテーション. In: 辻 省次, 総編集, 髙橋良輔, 専門編集. パーキンソン病と運動異常. 東京: 中山書店; 2013. p.363-71.

〈中馬孝容〉

⑨ 音楽療法

パーキンソン病に対する音楽療法の効果

音楽療法とは

　日本音楽療法学会が2003年に出した定義によれば，「音楽の持つ生理的・心理的・社会的働きを使い，心身の回復・維持・生活の質の向上，行動の変容に向けて音楽を意図的・計画的に使用すること」としていますが，いいかえれば，「どのような人（疾患）に，どんな音楽を，どのように使ったら，どんな効果があるかを考えて行う治療」です．音楽療法のよい点は，特にパーキンソン病の場合，初期から進行期のどの病期にも実施可能なことです．

パーキンソン病のどんな症状に効果があるか （表1）

　当院のデータで運動症状に対する効果としてみられたのは，動作の乏しさ（動作緩慢）や肺活量が音楽療法を行っていない患者に比べ数年にわたり悪化しないという結果です．非運動症状では，低血圧を改善する，QOLを改善する，うつ症状を悪化させない，疲労緩和効果などの効果が得られました．パーキンソン病治療の中心は薬物治療ですが，音楽療法は薬物が効きにくいすくみ足や小声にも効果があることが報告されています．介護者が共に参加する場合，患者中心のナラティブな医療の実現も可能となります．

音楽療法はだれが行うか，どこで受けられるか

　音楽療法を行う人を音楽療法士とよび，日本音楽療法学会は独自の認定制度をつくり，規定の教育を受け経験を積んだ人を試験によって学会認定音楽

表1 ● パーキンソン病に期待できる音楽療法の効果

運動症状に対する効果	ADL，特に動作緩慢の悪化を防ぐ
	肺活量の悪化を防ぐ
	歩行の改善
	構音障害（小声，早口）の改善
	胃瘻患者における肺炎予防の可能性
非運動症状に対する効果	低血圧を改善
	QOLの改善
	うつ症状の悪化を防ぐ
	疲労緩和の効果
	介護者を含めたナラティブな医療の提供

療法士として毎年輩出しています．しかしまだ日本では国家資格ではなく，どこの施設にもいるわけではないので，言語聴覚士や作業療法士，あるいは看護師が音楽を用いた活動を行っている施設もあります．この数年パーキンソン病治療に音楽療法を取り入れる施設が増えています．また保健所などでも定期的に音楽療法を実施することが多いので，確認してください．

パーキンソン病への音楽療法の実践

音楽療法の種類，形態

音楽療法には「音楽を聴く」受動的音楽療法と，「歌唱」「体を動かす」「演奏する」などの能動的音楽療法があり，実際の現場ではこれらを組み合わせて行うことが多いです．形態としては，数人から数十人のグループで行う集団音楽療法と，個人音楽療法がありますが，患者の体調や症状に合わせた方法で行うのが望ましいです．初期から中期の患者では病気の悩みの共有や，情報交換ができる集団音楽療法がよいと思われます．また進行期で歌唱や体を

動かすことが困難な場合は，時間や内容を調節しやすい個人音楽療法がよいでしょう．寝たきりの患者には，自宅で訪問音楽療法を行うこともあります．

集団音楽療法のプログラム（表2）

当院では月に1回，約20人の患者，家族で集団音楽療法を行います．時間は約40〜50分です．表2にプログラムの一例を示しました．その日のテーマを決めておくと，選曲や話題提供などがしやすいです．予定したプログラムをすべてこなす必要はなく，患者の体調などにより内容を適宜調節してください．以下に，各活動の目的や選曲のポイントを示します．

① 導入

あいさつや季節の会話をしながら，患者の体調を観察．自然に肩や首のストレッチを行い，音楽療法へと誘います．介護者の参加状況なども把握して

表2● 集団音楽療法プログラムの一例—テーマ「春」—

活動	曲	目的
① 導入	オリジナル曲	肩や首のストレッチでリラックスしながら，あいさつ，導入へ
② 呼吸・発声練習	「春の小川」	長い声，大きな声，高い声を出して呼吸・発声の機能改善
③ 歌唱	「さくら」	季節の童謡や唱歌を歌うことにより構音・嚥下機能の改善
④ 体を動かす	「黒田節」	理学療法士とともに，バランス・ストレッチ訓練，歩行訓練
⑤ 鑑賞	リクエスト曲	受動的音楽療法
⑥ 楽器活動	「春の唄」	音楽に合わせ一定のリズムを刻むことで，内的リズムの障害を改善
⑦ 合唱	「花」	合唱などでハーモニーを楽しむ
⑧ 深呼吸	「ふるさと」	クールダウン

おきます．伴奏者にオリジナルの曲を演奏してもらってもよいですが，CDなどでリラックスできるクラシックの小曲などをかけながら行うのもよいでしょう．

② 呼吸・発声訓練

　パーキンソン病患者では呼気が弱いために小声となっている場合が多く，呼吸筋や腹式呼吸を使う訓練が効果的ですが，あまり難しい用語を使わず，知っている歌を歌いながら，「長い声」「大きな声」「高い声」を出すよう具体的に示します．呼吸筋体操や腹式呼吸の指導方法については専門書を参考にしてください．曲は，歌詞をみなくても誰もが歌えるような「春の小川」「故郷の空」など．後述しますが，「青い山脈」などでパタカラ歌唱をするのもよいです．

③ 歌唱

　あまり訓練的になりすぎず，まずは皆で歌うことの楽しさを味わってもらうことも大切です．②で行った呼吸・発声訓練の成果を確かめながら歌います．季節を感じるような童謡や唱歌などで，始まりを感じさせる曲がよいでしょう．

④ 体を動かす

　アンケートによるとパーキンソン病患者は，音楽療法に「大きな声が出るように」「うまく歩けるように」などのリハビリ効果を求めています．当院では理学療法士の指導で，バランス・ストレッチ訓練や歩行訓練を音楽に合わせて行います．ストレッチではゆったりした曲を，歩行訓練ではリズム感のある曲を使用します．前者として「黒田節」「月」，後者として「365歩のマーチ」「靴が鳴る」など．いずれもテンポを調節できる曲で行い，患者の動きに合わせて伴奏してもらいます．

⑤ 鑑賞

　能動的音楽療法ばかりを続けると疲労しやすいため，当院では音楽療法の

中間に 5 〜 10 分程度の鑑賞を設けています．スタッフやゲストの演奏，ときには楽器の得意な患者が演奏を披露することもあります．曲は患者のリクエストに答えるのもよいでしょう．パーキンソン病患者は真面目で頑張り屋の方が多く，歌いたい曲のベストに「365 歩のマーチ」「上を向いて歩こう」「明日があるさ」などが必ず入ります．ただ気分が落ち込んでいるときに必ずしも明るい音楽を提供するのではなく，患者のムードと調和している音楽を選択することも大切で，これを「同質の原理」といいます．

⑥ リズムを使った楽器活動

すくみ足や発話が速くなる患者では，音楽に合わせリズムを取ることで，障害されている内的リズムを是正する効果があります．ただし，手の巧緻性が悪いと楽器操作が難しく，楽器の選択には注意を払います．両手で叩くカスタネットや重いトーンチャイムは音が鳴りにくいので，片手でふれば鳴るマラカスや鈴，手や棒でたたくと大きい音が出る太鼓などが適しています．楽器がない場合は曲に合わせ手拍子するか体の一部を叩くのもよいでしょう．リズムを感じやすい「春の唄」「村祭り」などで拍打ちをする，「茶摘み」「幸せなら手をたたこう」などで箇所を決めて楽器を鳴らすのもよいです．

⑦ 合唱や輪唱

音楽療法では，ハーモニーを楽しむことも大切です．「花」「もみじ」などよく知られた曲を合唱・輪唱するのもよいでしょう．合唱を何回かに分けて完成させていくのも達成感が得られ，また次回参加しようとの意欲にもつながります．

⑧ 呼吸を整えてクールダウン

基本的にパーキンソン病患者の音楽療法はクールダウンで終わる方がよいでしょう．「故郷」「見あげてごらん夜の星を」などで呼吸を整え深呼吸しながら終わります．しかしときには（寒い時期など）盛り上がって終わり，体と心を温かくして帰っていただく場合もあります．

症状別音楽療法

上記の集団音楽療法を行うことが時間的, 体力的に難しい場合は, 特に困っている症状に対する音楽療法を選んで行うのもよいでしょう.

① 構音・嚥下障害の強い患者に効果がある「青い山脈」（図1）

嚥下や口腔機能を改善する言葉として「パ」「タ」「カ」「ラ」がありますが, たとえば,「青い山脈」を1行ずつ「パ」「タ」「カ」「ラ」で歌います. テンポはゆっくりめで, ひとつひとつをはっきり発音するよう心がけながら歌うとよいでしょう.

② バランスが悪くて転びやすい患者に効果がある「黒田節」（図2）

「黒田節」に合わせて, 当院の理学療法士が考案した体幹のストレッチ訓練を紹介します. 椅子に座ったままでも行うことができます.

図1 パタカラで歌う「青い山脈」

若く明るい　歌声に	➡（パ……　パ……）
雪崩も消える　花も咲く	➡（タ……　タ……）
青い山脈　雪割桜	➡（カ………　カ………）
空のはて　今日もわれらの　夢を呼ぶ	➡（ラ……　ラ………　ラ……）

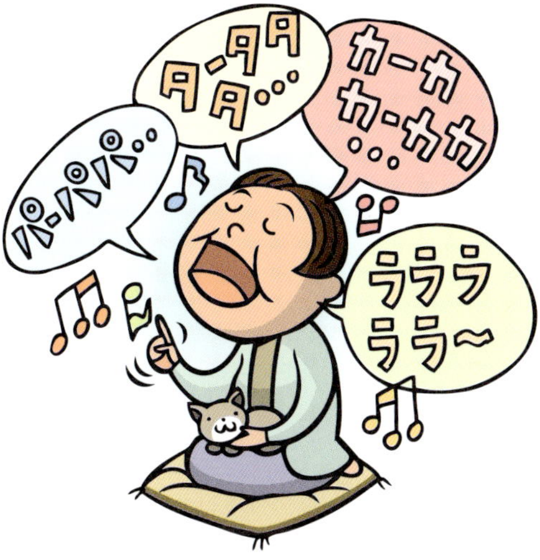

図2 「黒田節」体操

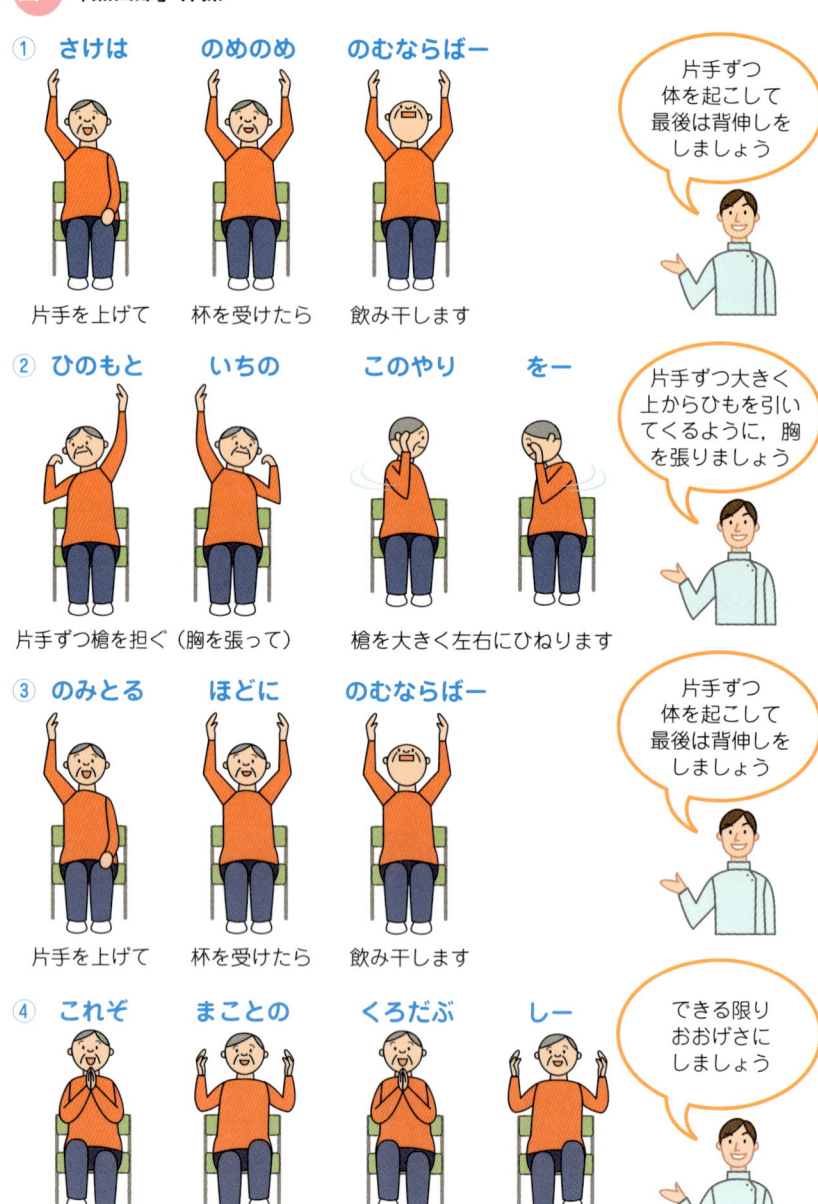

① さけは / のめのめ / のむならばー
片手を上げて / 杯を受けたら / 飲み干します

片手ずつ体を起こして最後は背伸びをしましょう

② ひのもと / いちの / このやり / をー
片手ずつ槍を担ぐ（胸を張って） / 槍を大きく左右にひねります

片手ずつ大きく上からひもを引いてくるように，胸を張りましょう

③ のみとる / ほどに / のむならばー
片手を上げて / 杯を受けたら / 飲み干します

片手ずつ体を起こして最後は背伸びをしましょう

④ これぞ / まことの / くろだぶ / しー
座って大きく胸を張りながら，足踏みと手拍子を！（8回）

できる限りおおげさにしましょう

172

③ すくみ足の強い患者に効果がある「365歩のマーチ」（図3）

メロディを口ずさめる曲で，自分の歩きやすい速さで歌いながら歩行します．まず，冒頭部分を口ずさみながら体の一部でリズムを感じます．リズムを感じたら合わせて足踏みします．同時に腕を大きく振ることを意識します．そして歩き出します．これも椅子に座ったまま足踏みで行ってもよいでしょう．

図3 すくみ足に効く「365歩のマーチ」
（すべてなるべく歌いながら、自分の歩きやすい速度で行ってください）

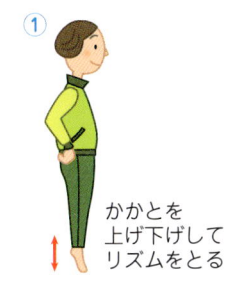

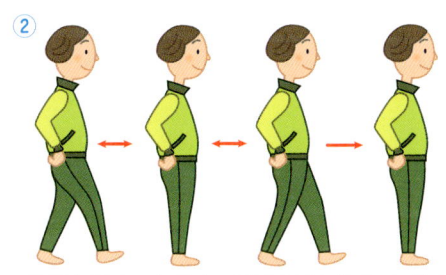

① かかとを上げ下げしてリズムをとる

② 片足を出す　もどす　反対の足を出す　もどす

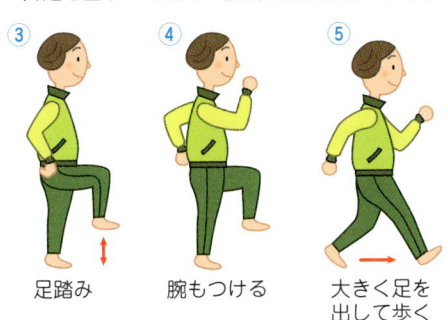

③ 足踏み　④ 腕もつける　⑤ 大きく足を出して歩く

**幸せは歩いて来ない
だから歩いてゆくんだね**
①手は腰におき，体の一部でリズムをとります（たとえば，踵，頭，腕などで）．

**一日一歩　三日で三歩
三歩進んで二歩さがる**
②片足ずつ，大きく前に出して元に戻します（交互に4回）．

**人生はワンツーパンチ
汗かきべそかき歩こうよ**
③その場で足踏みします．

**あなたのつけた足あとにゃ
きれいな花が咲くでしょう**
④足踏みしながら，腕も大きく振ります．

**腕を振って足をあげて
ワン・ツー　ワン・ツー
休まないで歩け　ソレ
ワン・ツー　ワン・ツー……**
⑤（歩ける人は）実際に大きく足を上げて歩きます．
疲れたら，止まって足踏みしましょう．

④ 進行期で寝たきりの患者に：介護者が行う音楽療法

　寝たきりで外出できない患者では，好きだった曲や思い出の曲を介護者と一緒に歌います（声は出なくてもよい）．歌う前に頸部や肩などの筋肉をマッサージします．歌い出したら，介護者は患者の口唇や口角をタッピング，下顎を下に引く，腹筋を上から押さえて呼気を確認しながら，発声を促します．歌唱のあとは口腔内をチェックし，汚れていたら口腔ケアも行います．介護者自身も大きな声を出すことでストレス発散ができ，「もう声が出ない」と諦めていた患者が大きな声を出して，介護者がうれしい悲鳴をあげることもあります．

パーキンソン病の音楽療法のポイントと注意点

① 楽しみながら行えるプログラムを

　音楽療法のよい点は，楽しみながら長く継続できることで，あまり訓練色が強くなりすぎないようにすることが大切です．全体として童謡，唱歌などが多すぎると幼稚な感じを与えるため，選曲や伴奏などの工夫で場にふさわしい音楽を提供することを忘れないようにしましょう．

② 疲労やオフに注意

　パーキンソン病は疲労を起こしやすい疾患であり，頑張りすぎて疲労をしないように気をつけます．また薬効が切れているとき（オフ状態）に行うのはよくないので，服薬時間にも配慮して行います．

③ 自律神経症状に注意

　寒い時期は血圧が上昇しやすく，暑い時期には血圧が低下し，発熱なども伴いやすいため，できれば開始時に血圧を測定し当日の体調を聞いておきます．起立性低血圧の強い患者では夏の暑い時期に途中で気分が悪くなることもあるため，参加人数が多い場合には，患者の状態を観察してくれる看護師などの参加をお願いするとよいでしょう．

おわりに

　冒頭にも述べたように，パーキンソン病に対する音楽療法は全病期を通じて行うことができます．診断を受けたばかりで，まだ薬物治療も受けていない患者が参加することもあります．家族などの介護者に一緒に参加してもらうことで日常生活への応用をより期待できます．薬物療法と同様，個々の患者に合わせて行うことが重要でしょう．

● 参考文献
1）美原　盤, 藤本幹雄, 美原淑子. パーキンソン病患者の歩行障害に対する音楽療法の効果. 日本音楽療法学会誌. 2005; 5: 58-71.
2）服部優子, 服部達哉. パーキンソン病に対する音楽療法— UPDRS, QOL, 呼吸機能に及ぼす長期効果の検討—. 臨床神経. 2006; 46: 1014.
3）服部優子, 服部達哉. パーキンソン病に対する音楽療法—第5報—非運動症状に対する効果. 臨床神経. 2007; 47: 1020.
4）服部優子. パーキンソン病の音楽療法とその取り組み. 内科. 2011; 107: 870-3.
5）林　明人. Parkinson 病と音楽療法— 2Hz リズムの効果—. 神経内科. 2011; 74: 268-74.
6）羽石絵里. パーキンソン病のための歌による発声リハビリテーション. 東京: 春秋社; 2012.

〈服部優子〉

索引

あ行

アーテン®	105
合図	158
アカシジア	84, 88, 91
アデノシン A2A 受容体拮抗薬	101, 106
アパシー	50, 61
アマンタジン塩酸塩	28, 101, 105, 109, 119
アミノ酸	24
イストラデフィリン	106
遺伝子	6
胃内容排出遅延	79
胃瘻造設	138
咽頭残留	135, 136
ウェアリングオフ現象	21, 86, 90, 115, 125
兎の口症候群	13
うつ	35, 49, 58, 90
うつ的気分	68
腕木信号現象	14
運転	71
運動合併症	20, 96, 109
運動緩慢	12, 14, 32
エフピー®	102
エプワース眠気尺度	70
鉛管様筋固縮	13
嚥下障害	133
嚥下障害質問票	133, 134
嚥下造影検査	135, 136
エンタカポン	103, 119
嘔気	79

オフ時間	21, 126
オンオフ現象	21, 26
音楽療法士	166
オン時間	126

か行

外発性随意運動	158
過活動膀胱	80
加速歩行	15
下腿浮腫	111
肩こり	87
カテコール -O- メチル基転移酵素阻害薬	101
カバサール®	97
カプグラ症候群	45
カベルゴリン	97
仮面様顔貌	15
カルビドパ	95
感覚の統合	160
環境整備	160, 161
患者のニーズ	155
丸薬丸め型振戦	13
嗅覚検査	36
嗅覚障害	33
吸収障害	25
教育的指導	154, 163
凝固術	142
起立性低血圧	75
筋固縮	12, 13, 32
筋骨格性疼痛	84, 87, 88, 90
薬の増量	117
首下がり	15
訓練効果	156

177

経頭蓋超音波検査	36
軽度認知障害	63
経鼻経管	138
幻覚	42
幻視	61
抗うつ薬	55
交感神経	76
抗コリン薬	101, 105, 109
行動心理症状	61
行動制御障害	58
後腹膜線維症	111
誤嚥	137
固化徴候	14
小刻み歩行	15
呼吸筋体操	169
腰曲がり	15
五十肩	87
個人音楽療法	167
コムタン®	103
コリンエステラーゼ阻害薬	48, 64

さ行

錯覚	45
酸化ストレス	9
視覚幻覚	61
視覚的cue	158
自主訓練	163
視床	143
視床下核	142, 143
視床下核脳深部刺激療法	142
自助具	161
ジスキネジア	20, 26, 62, 86, 121, 129
ジストニア性疼痛	84, 85, 88, 90
姿勢異常	33
姿勢保持障害	12, 32
シナプス小胞	22
集団音楽療法	167

受動的音楽療法	167
症候性パーキンソニズム	37
小字症	15
症状日誌	24, 25, 127
症状の日内変動	20
衝動性行動制御障害	111
食事性低血圧	77
徐放剤	122
自律神経障害	74
神経根痛	84, 87, 88, 91
神経伝達物質	7
進行性核上性麻痺	39
振戦	31
心臓弁膜症	99, 111
診断基準	29, 30
シンメトレル®	105
睡眠時周期性四肢運動	67
すくみ足	15, 158, 159
すり足歩行	15
性機能障害	82
静止時振戦	12, 13
精神症状	49
性欲減退	82
摂食嚥下	131
摂食嚥下リハビリテーション	138
セレギリン塩酸塩	102, 113, 119
セロトニン作動神経	27
前駆症状	52
前傾姿勢	164
ゾニサミド	101, 104, 109, 119

た行

大脳皮質基底核変性症	39
多系統萎縮症	38
タリペキソール	97
淡蒼球内節	143
チーム医療	165
中枢性疼痛	84, 87, 91

聴覚的 cue	158
定位脳手術装置	141
ディレイドオン現象	21, 24
転倒	160
同質の原理	170
頭部 MRI	35
特発性正常圧水頭症	40
突進現象	15
突発的睡眠	66, 69, 71, 99
ドパミン	93
ドパミンアゴニスト	109, 118, 125
ドパミン欠乏	117
ドパミン作動神経	22
ドパミン受容体	22
ドパミン調節異常症候群	110
ドパミントランスポーター	22
ドパミントランスポーターシンチグラフィ	36
ドパミン補充療法	20, 119
ドプス®	106
ドミン®	97
トリヘキシフェニジル塩酸塩	105, 119
トレリーフ®	104
ドロキシドパ	101, 106

な行

斜め徴候	15
日中の過度の眠気	66, 69, 70
日中の眠気	69
日本音楽療法学会	166
ニュープロパッチ®	97
認知機能障害	58
認知症	58
認知症を伴うパーキンソン病	59
認知ドメイン	60, 61
眠気	69, 111
脳血管性パーキンソニズム	37

脳深部刺激療法	28, 140
能動的音楽療法	167
脳内ドパミン濃度	23, 24
ノウリアスト®	106
ノーオン現象	21, 24

は行

パーキンソニズム	37
パーキンソン症候群	116
パーキンソン病に伴う認知症	58
ハーモニー	170
パーロデル®	97
肺線維症	111
排尿障害	80
破壊術	142
歯車様筋固縮	13
麦角系ドパミンアゴニスト	97
発汗障害	80
発病過程	1
ハネムーン期	20
バランス・ストレッチ訓練	169
ビ・シフロール®	97
非運動症状	5, 34, 49, 58
ピサ症候群	15
非定型抗精神病薬	48, 64
非麦角系ドパミンアゴニスト	97
病変上行仮説	5
不安	68
腹式呼吸	169
プラミペキソール	97, 119
フレゴリ症候群	45
プロセスモデル	132
ブロモクリプチン	97
ヘッドアップティルト試験	75
ペルゴリド	97
ペルマックス®	97
ベンゼラジド	95
便秘	33, 79

179

訪問音楽療法	168
歩行訓練	169
歩行障害	32
勃起障害	82

ま行

末梢神経痛	84, 87, 91
末梢性ドパ脱炭酸酵素	95
末梢性ドパ脱炭酸酵素阻害薬	95
ミトコンドリア機能	9
ミラペックス LA®	97
矛盾(性)運動	16, 158
むずむず脚症候群	89
無動	32
無欲動	58
妄想	45
モノアミン酸化酵素 B 阻害薬	101, 112

や行

薬剤性パーキンソニズム	38
薬物効果	115
有病率	29
用量依存性	118
4 期モデル	131

ら行

リズム	170
リハビリテーション	64, 153
流涎	81
レキップ®	97
レキップ CR®	97
レストレスレッグス症候群	67
レビー小体	9
レビー小体型認知症	40, 58, 59
レビー小体病	58
レボドパ	94, 109, 118, 125
レボドパ血中濃度	23, 86, 90, 91
レム期睡眠行動異常症	35, 62, 68
レム睡眠	68
レモン水	25
ロチゴチン	97
ロピニロール	97, 119

A

α-シヌクレイン	5
akinesia	32
apathy	61

B

behavioral and psychological symptoms of dementia（BPSD）	61
Braak の病変上行仮説	5
bradykinesia	32

C

camptocormia	15
COMT 阻害薬	101, 103, 109
corticobasal syndrome（CBS）	39
cue	158

D

deep brain stimulation（DBS）	140
dementia with Lewy bodies（DLB）	40
drug-induced parkinsonism（DIP）	38
DSM-IV-TR	53
DSM-5	54

G・H

GPi	143
Hoehn & Yahr の重症度分類	17, 31

I

[¹²³I]MIBG 心筋シンチグラフィー　35
idiopathic normal pressure
　hydrocephalus（iNPH）　40

K

Kinésie paradoxale
　（kinesia paradoxa）　16, 158

L

Lewy body disease　58
LSVT® BIG　158
LSVT® LOUD　158

M・N

MAO-B 阻害薬　101, 102, 109, 112
MIBG 心筋シンチグラフィ　63, 76
mild cognitive impairment（MCI）
　　　63
multiple system atrophy（MSA）
　　　38
NMDA 受容体拮抗薬　64

P・Q

Parkinson's complex　29
PD-MCI　63
pill rolling tremor　13
postural instability　32
progressive supranuclear palsy
　（PSP）　39
QOL の向上　154

R

rabbit syndrome　13
re-emergent tremor　13, 32
REM sleep behavior disorder
　（RBD）　35
retropulsion　15
rigidity　32

S

SPECT　36
STN　143
STN-DBS　142
stooped posture　33
Sydney Multicenter Study　59

T・V

The Montreal Cognitive
　Assessment（MoCA）　61
tremor　31
vascular parkinsonism（VP）　37

181

レジデントのための
パーキンソン病ハンドブック　ⓒ

発　行	2014年12月25日　初版1刷
	2015年 7月10日　初版2刷
	2018年 6月 1日　初版3刷

編著者　山本光利
やま もと みつ とし

発行者　株式会社　中外医学社
　　　　代表取締役　青木　滋

〒162-0805　東京都新宿区矢来町62
電　話　（03）3268-2701（代）
振替口座　00190-1-98814番

組版/月・姫㈱　　　　　　〈TO・HU〉
印刷・製本/横山印刷㈱
ISBN978-4-498-22826-9　　Printed in Japan

JCOPY　＜（社）出版者著作権管理機構　委託出版物＞

本書の無断複写は著作権法上での例外を除き禁じられています．
複写される場合は，そのつど事前に，（社）出版者著作権管理機構
（電話 03-3513-6969, FAX 03-3513-6979, e-mail: info@jcopy.
or.jp）の許諾を得てください．